郭长青　刘乃刚　曹榕娟　编绘

针灸穴位全真图解

《第二版》

化学工业出版社

·北京·

目 录

手太阴肺经经穴

速记歌

LU 十一是肺经，起于中府少商停，
胸肺疾患咳嗽喘，咯血发热咽喉痛。
中府云门下一寸，云门锁骨下窝寻，
二穴相差隔一肋，距胸中线六寸平。
天府腋下三寸取，侠白府下一寸擒。
尺泽肘中肌腱处，孔最腕上七寸凭。
列缺交叉食指尽，经渠一寸突脉中。
太渊纹上动脉动，鱼际大鱼骨边中。
少商指甲根外角，去指甲角艽叶明。

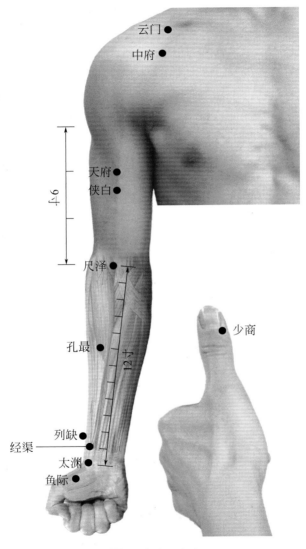

云门 ●
中府 ●

天府 ●
侠白 ●
9寸

尺泽 ●

孔最 ●
12寸

少商 ●

列缺 ●
经渠 ——
太渊 ●
鱼际 ●

图1 中府至少商

- LU1 中府 （Zhōngfǔ）（肺经募穴）

    在胸部，横平第1肋间隙，前正中线旁开6寸。云门下1寸，约一横指（中指）处。

- LU2 云门 （Yúnmén）

    在胸部，肩胛骨喙突内缘，前正中线旁开6寸，手叉腰，肘前倾时锁骨下窝凹陷中。

- LU3 天府 （Tiānfǔ）

    腋前纹头下3寸，肱二头肌桡侧缘处。

- LU4 侠白 （Xiábái）

    腋前纹头下4寸（天府下1寸），肱二头肌桡侧缘处。

- LU5 尺泽 （Chǐzé）（肺经合穴）

    在肘区，肘横纹上，肱二头肌腱桡侧缘凹陷中。

- LU6 孔最 （Kǒngzuì）（肺经郄穴）

    在前臂前区，腕掌侧远端横纹上7寸，尺泽（LU5）与太渊（LU9）连线上。

- LU7 列缺 （Lièquē）（肺经络穴、八脉交会穴通任脉）

    在前臂，腕掌侧远端横纹上1.5寸，拇短伸肌腱与拇长展肌腱之间，拇长展肌腱沟的凹陷中。两手虎口自然平直交叉，一手食指压在另一手桡骨茎突上，食指指尖下的凹陷处。

- LU8 经渠 （Jīngqú）（肺经经穴）

    在前臂前区，腕掌侧远端横纹上1寸，桡骨茎突与桡动脉之间。

- LU9 太渊 （Tàiyuān）（肺经输穴、原穴，脉会穴）

    在腕横纹上，桡骨茎突与舟状骨之间，拇长展肌腱尺侧凹陷中，动脉搏动处。

- LU10 鱼际 （Yújì）（肺经荥穴）

    在手外侧，第1掌骨中点桡侧赤白肉际处。

- LU11 少商 （Shàoshāng）（肺经井穴）

    在手指，拇指末节桡侧，指甲根角侧上方0.1寸（指寸）。

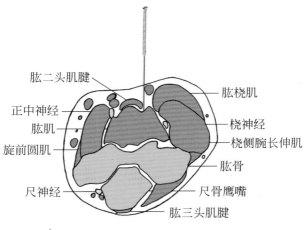

图2　尺泽断面解剖图

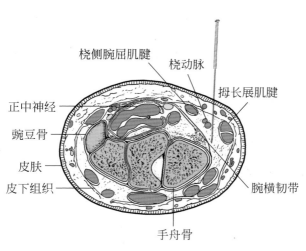

图3　太渊断面解剖图

手阳明大肠经经穴

速记歌

LI二十手大肠，起于商阳止迎香，
头面眼鼻口齿喉，皮肤神热与胃肠。
商阳食指外侧取，二间握拳节前方，
三间握拳节后取，合谷虎口岐骨当。
阳溪腕上两筋陷，偏历腕上三寸良，
温溜腕后上五寸，池前四寸下廉乡，
池下三寸上廉穴，三里池下二寸长。
曲池尺泽髁中央，肘髎肱骨内廉旁。
池上三寸寻五里，臂臑三角肌下方。
肩髃肩峰举臂取，巨骨肩尖骨陷当。
天鼎扶下一寸取，扶突肌中结喉旁。
禾髎孔外平水沟，鼻旁唇沟取迎香。

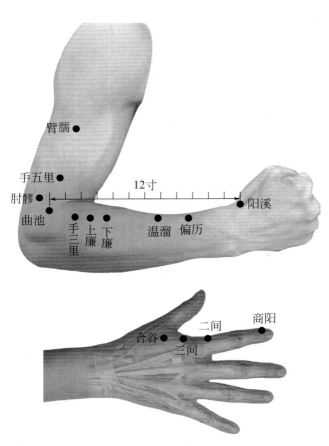

臂臑 ●

手五里 ●

肘髎 ●

曲池 ●

12寸

阳溪 ●

手三里 ● 上廉 ● 下廉 ●

温溜 ● 偏历 ●

合谷 ●

二间 ● 商阳

三间 ●

图4 商阳至臂臑

- **LI1 商阳**（Shāngyáng）（大肠经井穴）

  在手指，示指末节桡侧，指甲根角侧上方0.1寸。

- **LI2 二间**（Èrjiān）（大肠经荥穴）

  微握拳，第2掌指关节桡侧远端赤白肉际处。

- **LI3 三间**（Sānjiān）（大肠经输穴）

  微握拳，第2掌指关节桡侧近端凹陷中。

- **LI4 合谷**（Hégǔ）（大肠经原穴）

  在手背，第2掌骨中点桡侧，将一手的拇指横纹搭在另一手虎口上，屈拇指时指端下即是。

- **LI5 阳溪**（Yángxī）（大肠经经穴）

  在腕区，腕背侧远端横纹桡侧，桡骨茎突远端，拇指向上跷起时，拇短伸肌腱与拇长伸肌腱之间的凹陷中。

- **LI6 偏历**（Piānlì）（大肠经络穴）

  在前臂，阳溪与曲池连线上，阳溪上3寸。

- **LI7 温溜**（Wēnliū）（大肠经郄穴）

  在前臂，阳溪与曲池连线上，阳溪上5寸。

- **LI8 下廉**（Xiàlián）

  在前臂，肘横纹下4寸，阳溪与曲池连线上。

- **LI9 上廉**（Shànglián）

  在前臂，肘横纹下3寸，阳溪与曲池连线上。

- **LI10 手三里**（Shǒusānlǐ）

  在前臂，肘横纹下2寸，阳溪与曲池连线上。

- **LI11 曲池**（Qūchí）（大肠经合穴）

  在肘区，尺泽（LU5）与肱骨外上髁连线的中点处。屈肘成直角，肘弯横纹尽头处。

- **LI12 肘髎**（Zhǒuliáo）

  在肘区，肱骨外上髁上缘，髁上嵴的前缘。曲池上1寸，肱骨边缘处。

- **LI13 手五里**（Shǒuwǔlǐ）

  在臂部，肘横纹上3寸，曲池与肩髃连线上。

- **LI14 臂臑**（Bìnào）

  在臂部，曲池上7寸，三角肌前缘处。垂直屈肘时，在肱骨外侧，三角肌下端。

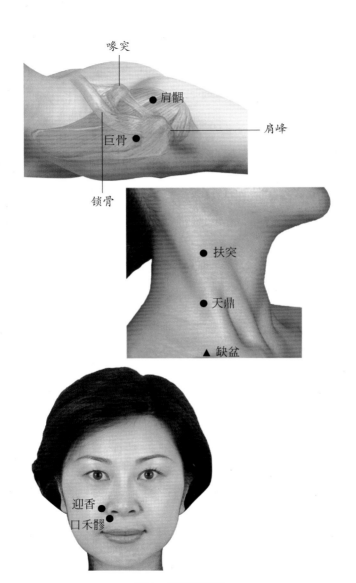

图5 肩髃至迎香

- **LI15 肩髃（Jiānyú）**

  在肩峰前下方，当肩峰与肱骨大结节之间凹陷处。上臂外展时，肩部出现两个凹陷，前面的凹陷即肩髃。

- **LI16 巨骨（Jùgǔ）**

  在肩胛区，锁骨肩峰端与肩胛冈之间凹陷中。

- **LI17 天鼎（Tiāndǐng）**

  在颈部，横平环状软骨，胸锁乳突肌后缘。扶突下1寸。

- **LI18 扶突（Fútū）**

  在胸锁乳突肌区，横平喉结，当胸锁乳突肌的前、后缘中间。

- **LI19 口禾髎（Kǒuhéliáo）**

  在面部，横平人中沟上1/3与下2/3交点，鼻孔外缘直下。

- **LI20 迎香（Yíngxiāng）**

  在面部，鼻翼外缘中点旁，鼻唇沟中。

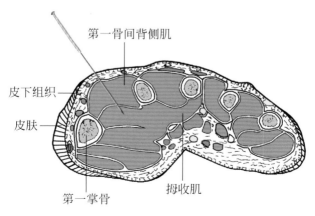

第一骨间背侧肌

皮下组织

皮肤

第一掌骨

拇收肌

图6　合谷断面解剖图

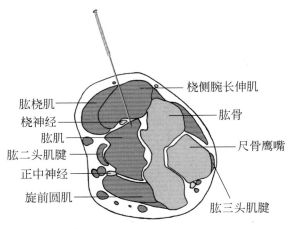

图7　曲池断面解剖图

肱桡肌
桡神经
肱肌
肱二头肌腱
正中神经
旋前圆肌
桡侧腕长伸肌
肱骨
尺骨鹰嘴
肱三头肌腱

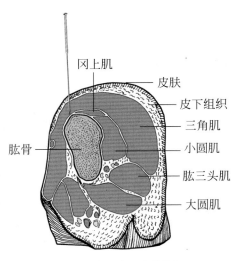

图8　肩髃断面解剖图

冈上肌
皮肤
皮下组织
三角肌
小圆肌
肱三头肌
大圆肌
肱骨

足阳明胃经经穴

速记歌

ST四五是胃经，起于承泣厉兑停，
胃肠血病与神志，头面热病皮肤病。
承泣下眶边缘上，四白穴在眶下孔。
巨髎鼻旁直瞳子，地仓吻旁四分灵。
大迎颌前寸三陷，颊车咬肌高处迎。
下关张口骨支起，头维四五旁神庭。
人迎结喉旁动脉，水突人迎气舍中。
肌间气舍平天突，缺盆锁骨上窝中。
气户锁下一肋上，相去中线四寸平。
库房屋翳膺窗接，都隔一肋乳中停。
乳根乳下一肋处，胸部诸穴要记清。
不容巨阙旁二寸，其下承满与梁门，
关门太乙滑肉门，天枢脐旁二寸平。
外陵大巨水道穴，归来气冲曲骨邻。
髀关髂下平会阴，伏兔膝上六寸中。
阴市膝上方三寸，梁丘膝上二寸呈，
膝外下陷是犊鼻，膝下三寸三里迎，
膝下六寸上巨虚，膝下八寸条口行，
再下一寸下巨虚，条外一指是丰隆。
解溪跗上系鞋处，冲阳跗上动脉凭。
陷谷跖趾关节后，次中指缝寻内庭。
厉兑次指外甲角，四十五穴要记清。

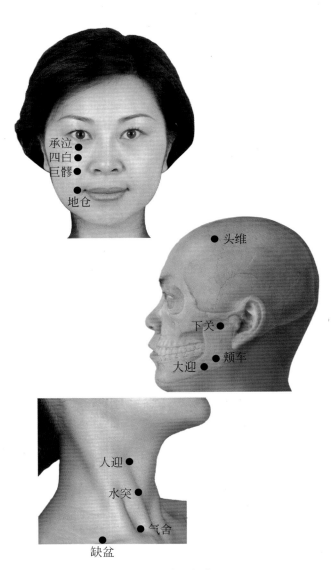

承泣

四白

巨髎

地仓

头维

下关

颊车

大迎

人迎

水突

气舍

缺盆

图9 承泣至气舍

- ST1 承泣 （Chéngqì）

    在面部，眼球与眶下缘之间，瞳孔直下0.7寸。

- ST2 四白 （Sìbái）

    在面部，眶下孔处，承泣下0.3寸。

- ST3 巨髎 （Jùliáo）

    在面部，横平鼻翼下缘，瞳孔直下。

- ST4 地仓 （Dìcāng）

    在面部，巨髎直下，当口角旁开0.4寸（指寸）处。

- ST5 大迎 （Dàyíng）

    在面部，下颌角前方，咬肌附着部的前缘凹陷中，面动脉搏动处。

- ST6 颊车 （Jiáchē）

    在面部，下颌角前上方一横指（中指）。上下牙咬紧时咬肌隆起的高点处。

- ST7 下关 （Xiàguān）

    在面部，颧弓下缘中央与下颌切迹之间凹陷处，张口时此凹陷便鼓起。

- ST8 头维 （Tóuwéi）

    在头部，额角发际直上0.5寸，头正中线旁开4.5寸处。

- ST9 人迎 （Rényíng）

    在颈部，横平喉结，胸锁乳突肌前缘，颈总动脉搏动处。

- ST10 水突 （Shuǐtū）

    在颈部，横平环状软骨，胸锁乳突肌的前缘。人迎与气舍连线的中点。

- ST11 气舍 （Qìshè）

    在胸锁乳突肌区，锁骨上小窝，锁骨胸骨端上缘，胸锁乳突肌的胸骨头与锁骨头中间的凹陷中。

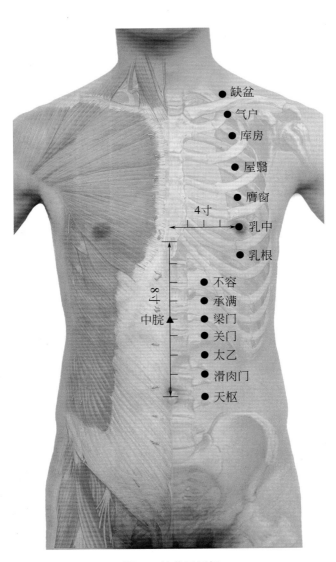

图10 缺盆至天枢

- ST12 缺盆（Quēpén）

  在颈外侧区，锁骨上大窝，锁骨上缘凹陷中，前正中线旁开4寸。

- ST13 气户（Qìhù）

  在胸部，锁骨下缘，前正中线旁开4寸。

- ST14 库房（Kùfáng）

  在胸部，第1肋间隙，前正中线旁开4寸。

- ST15 屋翳（Wūyì）

  在胸部，第2肋间隙，前正中线旁开4寸。

- ST16 膺窗（Yīngchuāng）

  在胸部，第3肋间隙，前正中线旁开4寸。

- ST17 乳中（Rǔzhōng）

  在胸部，乳头中央，平第4肋间隙。

- ST18 乳根（Rǔgēn）

  在胸部，第5肋间隙，前正中线旁开4寸。

- ST19 不容（Bùróng）

  在上腹部，脐中上6寸，前正中线旁开2寸。

- ST20 承满（Chéngmǎn）

  在上腹部，脐中上5寸，前正中线旁开2寸。

- ST21 梁门（Liángmén）

  在上腹部，脐中上4寸，前正中线旁开2寸。

- ST22 关门（Guānmén）

  在上腹部，脐中上3寸，前正中线旁开2寸。

- ST23 太乙（Tàiyǐ）

  在上腹部，脐中上2寸，前正中线旁开2寸。

- ST24 滑肉门（Huáròumén）

  在上腹部，脐中上1寸，前正中线旁开2寸。

- ST25 天枢（Tiānshū）（大肠经募穴）

  在腹部，横平脐中，前正中线旁开2寸。

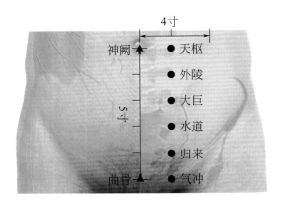

4寸

神阙

● 天枢
● 外陵
● 大巨
● 水道
● 归来
● 气冲

5寸

曲骨

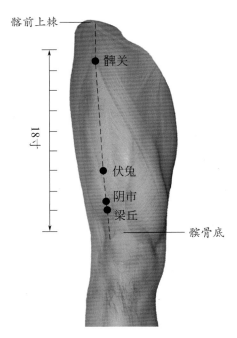

髂前上棘

● 髀关

18寸

● 伏兔
● 阴市
● 梁丘

髌骨底

图11 外陵至梁丘

- ST26 外陵 （Wàilíng）

    在下腹部，脐中下1寸，前正中线旁开2寸。

- ST27 大巨 （Dàjù）

    在下腹部，脐中下2寸，前正中线旁开2寸。

- ST28 水道 （Shuǐdào）

    在下腹部，脐中下3寸，前正中线旁开2寸。

- ST29 归来 （Guīlái）

    在下腹部，脐中下4寸，前正中线旁开2寸。

- ST30 气冲 （Qìchōng）

    在腹股沟区，耻骨联合上缘，前正中线旁开2寸，动脉搏动处。

- ST31 髀关 （Bìguān）

    在股前区，髂前上棘与髌底外侧端连线上，股直肌近端、缝匠肌与阔筋膜张肌3条肌肉之间凹陷中。屈股时平会阴。

- ST32 伏兔 （Fútù）

    在股前区，髌底上6寸，髂前上棘与髌底外侧端的连线上。

- ST33 阴市 （Yīnshì）

    在股前区，髌底上3寸，股直肌肌腱外侧缘。

- ST34 梁丘 （Liángqiū）（胃经郄穴）

    在股前区，髌底上2寸，股外侧肌与股直肌肌腱之间。

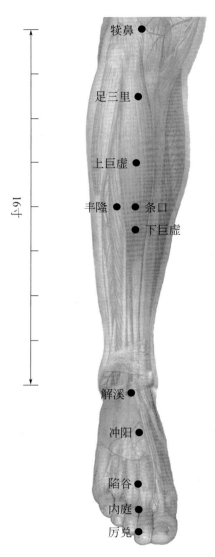

犊鼻 ●

足三里 ●

上巨虚 ●

丰隆 ● ● 条口

● 下巨虚

16寸

解溪 ●

冲阳 ●

陷谷 ●
内庭 ●
厉兑 ●

图12 犊鼻至厉兑

- ST35 犊鼻（Dúbí）

  在膝前区，屈膝时，髌韧带外侧凹陷中。

- ST36 足三里（Zúsānlǐ）（胃经合穴，胃下合穴）

  在小腿前外侧，犊鼻（ST35）下3寸，犊鼻（ST35）与解溪（ST41）连线上。胫骨粗隆外一横指，下一横指。

- ST37 上巨虚（Shàngjùxū）（大肠经下合穴）

  在小腿外侧，足三里（ST36）下3寸，犊鼻（ST35）与解溪（ST41）连线上。

- ST38 条口（Tiáokǒu）

  在小腿外侧，犊鼻（ST35）下8寸，犊鼻（ST35）与解溪（ST41）连线上。

- ST39 下巨虚（Xiàjùxū）（小肠经下合穴）

  在小腿外侧，犊鼻（ST35）下9寸，犊鼻（ST35）与解溪（ST41）连线上。

- ST40 丰隆（Fēnglóng）（胃经络穴）

  在小腿外侧，外踝尖上8寸，胫骨前肌的外缘。平条口穴，胫骨前缘外两横指。

- ST41 解溪（Jiěxī）（胃经经穴）

  在踝区，踝关节前面中央凹陷中，*姆*长伸肌腱与趾长伸肌腱之间。

- ST42 冲阳（Chōngyáng）（胃经原穴）

  在足背高点，第2跖骨基底部与中间楔状骨关节处，可触及足背动脉。

- ST43 陷谷（Xiàngǔ）（胃经输穴）

  在足背，第2、第3跖骨间，第2跖趾关节近端凹陷中。

- ST44 内庭（Nèitíng）（胃经荥穴）

  在足背，第2、第3趾间，趾蹼缘后方赤白肉际处。

- ST45 厉兑（Lìduì）（胃经井穴）

  在足趾，第2趾末节外侧，趾甲根角侧后方0.1寸（指寸）。

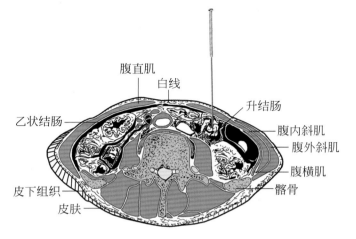

图13　天枢断面解剖图

图中标注：
腹直肌　白线　升结肠　乙状结肠　腹内斜肌　腹外斜肌　腹横肌　髂骨　皮下组织　皮肤

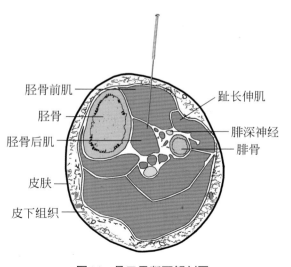

图14　足三里断面解剖图

图中标注：
胫骨前肌　趾长伸肌　胫骨　胫骨后肌　腓深神经　腓骨　皮肤　皮下组织

足太阴脾经经穴

速记歌

SP 二一是脾经，起于隐白大包终，
脾胃肠腹泌尿好，五脏生殖血舌病。
隐白大趾内甲角，大都节前陷中寻，
太白节后白肉际，基底前下是公孙。
商丘内踝前下找，髁上三寸三阴交。
髁上六寸漏谷是，陵下三寸地机朝。
膝内辅下阴陵泉，血海股内肌头间。
箕门血海上五寸，冲门曲骨三五偏。
冲上斜七是府舍，腹结大横下寸三。
脐旁四寸大横穴，腹哀建里四寸旁。
中庭旁六食窦全，天溪胸乡周荣上。
四肋三肋二肋间，大包腋下方六寸，
腋中线上六肋间。

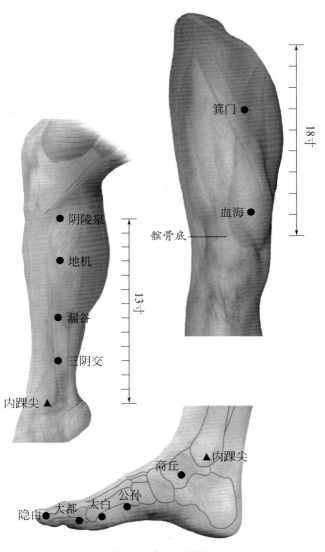

箕门 ●

18寸

阴陵泉 ●

地机 ●

13寸

漏谷 ●

三阴交 ●

内踝尖 ▲

血海 ●

髌骨底————

▲ 内踝尖

商丘 ●

公孙

隐白 ● 大都 ● 太白 ●

图15　隐白至箕门

- SP1 隐白（Yǐnbái）（脾经井穴）

    在足趾，大趾末节内侧，趾甲根角侧后方0.1寸（指寸）。

- SP2 大都（Dàdū）（脾经荥穴）

    在足趾，第1跖趾关节远端赤白肉际凹陷中。

- SP3 太白（Tàibái）（脾经输穴、原穴）

    在跖区，第1跖趾关节近端赤白肉际凹陷中。

- SP4 公孙（Gōngsūn）（脾经络穴，八脉交会穴通冲脉）

    在跖区，当第1跖骨底的前下缘赤白肉际处。

- SP5 商丘（Shāngqiū）（脾经经穴）

    在踝区，内踝前下方，舟骨粗隆与内踝尖连线中点凹陷中。

- SP6 三阴交（Sānyīnjiāo）

    在小腿内侧，内踝尖上3寸，胫骨内侧后缘。

- SP7 漏谷（Lòugǔ）

    在小腿内侧，内踝尖上6寸，胫骨内侧后缘。

- SP8 地机（Dìjī）

    在小腿内侧，阴陵泉（SP9）下3寸，胫骨内侧后缘。

- SP9 阴陵泉（Yīnlíngquán）（脾经合穴）

    在小腿内侧，胫骨内侧髁下缘凹陷中，平胫骨粗隆下缘。

- SP10 血海（Xuèhǎi）

    在股前区，髌底内侧端上2寸，股内侧肌隆起处。

- SP11 箕门（Jīmén）

    在股前区，血海上6寸，髌底内侧端与冲门（SP12）的连线上1/3与下2/3交点，长收肌和缝匠肌交角的动脉搏动处。

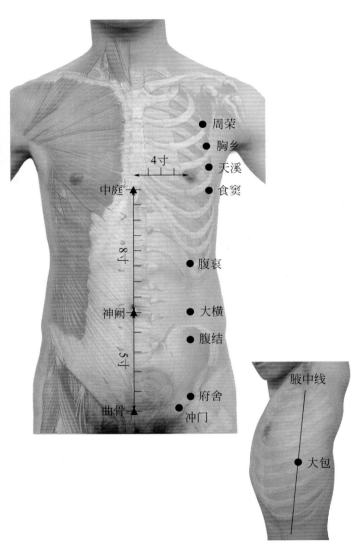

图16 冲门至大包

- SP12 冲门（Chōngmén）

  在腹股沟区，腹股沟斜纹中，髂外动脉搏动处的外侧。平耻骨联合上缘，距腹正中线3.5寸。

- SP13 府舍（Fǔshè）

  在下腹部，脐中下4.3寸，前正中线旁开4寸。

- SP14 腹结（Fùjié）

  在下腹部，脐中下1.3寸，前正中线旁开4寸。

- SP15 大横（Dàhéng）

  在腹部，脐中旁开4寸。

- SP16 腹哀（Fùāi）

  在上腹部，脐中上3寸，前正中线旁开4寸。

- SP17 食窦（Shídòu）

  在胸部，第5肋间隙，前正中线旁开6寸。

- SP18 天溪（Tiānxī）

  在胸部，第4肋间隙，前正中线旁开6寸。

- SP19 胸乡（Xiōngxiāng）

  在胸部，第3肋间隙，前正中线旁开6寸。

- SP20 周荣（Zhōuróng）

  在胸部，第2肋间隙，前正中线旁开6寸。

- SP21 大包（Dàbāo）（脾之大络）

  在胸外侧区，第6肋间隙，腋中线上。

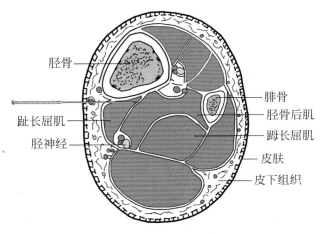

图17 三阴交断面解剖图

胫骨
趾长屈肌
胫神经
腓骨
胫骨后肌
姆长屈肌
皮肤
皮下组织

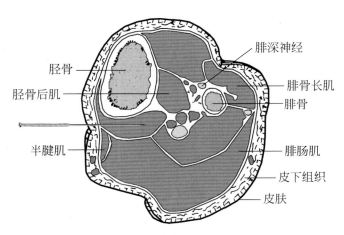

图18 阴陵泉断面解剖图

腓深神经
胫骨
胫骨后肌
腓骨长肌
腓骨
半腱肌
腓肠肌
皮下组织
皮肤

手少阴心经

速记歌

HT九穴是心经，起于极泉止少冲，
神志血病痛痒疮，烦热悸汗皆可用。
极泉腋窝动脉牵，青灵肘上三寸觅。
少海骨髁纹头间，灵道掌后一寸半，
通里掌后一寸间，阴郄五分在掌后。
神门腕横纹上取，少府握拳小指尖，
少冲小指外甲角。

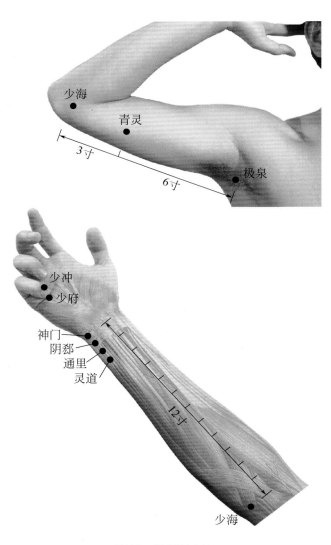

少海
青灵
3寸
6寸
极泉

少冲
少府
神门
阴郄
通里
灵道
12寸
少海

图19　极泉至少冲

- HT1 极泉 （Jíquán）

  在腋区，腋窝中央，腋动脉搏动处。

- HT2 青灵 （Qīnglíng）

  在臂前区，肘横纹上3寸，肱二头肌的内侧沟中。

- HT3 少海 （Shàohǎi）（心经合穴）

  在肘区，横平肘横纹，肱骨内上髁前缘。

- HT4 灵道 （Língdào）（心经经穴）

  在前臂前区，腕掌侧远端横纹上1.5寸，尺侧腕屈肌腱的桡侧缘。

- HT5 通里 （Tōnglǐ）（心经络穴）

  在前臂前区，腕掌侧远端横纹上1寸，尺侧腕屈肌腱的桡侧缘。

- HT6 阴郄 （Yīnxì）（心经郄穴）

  在前臂前区，腕掌侧远端横纹上0.5寸，尺侧腕屈肌腱的桡侧缘。

- HT7 神门 （Shénmén）（心经输穴、原穴）

  在腕前区，腕掌侧远端横纹尺侧端，尺侧腕屈肌腱的桡侧缘。

- HT8 少府 （Shàofǔ）（心经荥穴）

  在手掌，横平第5掌指关节近端，第4、第5掌骨之间。握拳时，当小指指尖所指的掌横纹上。

- HT9 少冲 （Shàochōng）（心经井穴）

  在手指，小指末节桡侧，指甲根角侧上方0.1寸（指寸）。

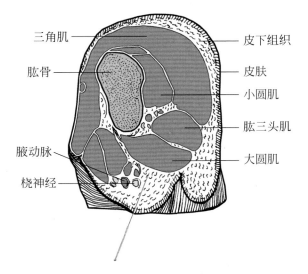

三角肌

皮下组织

肱骨

皮肤

小圆肌

肱三头肌

腋动脉

大圆肌

桡神经

图20 极泉断面解剖图

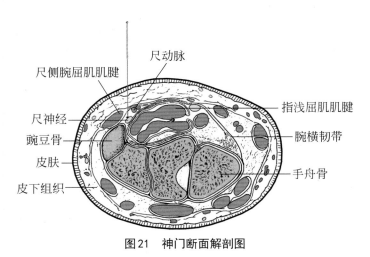

尺动脉

尺侧腕屈肌肌腱

尺神经

豌豆骨

皮肤

皮下组织

指浅屈肌肌腱

腕横韧带

手舟骨

图21 神门断面解剖图

手太阳小肠经经穴

速记歌

SI十九手小肠，少泽听宫起止详，
头项耳目热神志，痒疮痛肿液病良。
少泽小指内甲角，前谷泽后节前方，
后溪握拳节后取，腕骨腕前骨陷当。
阳谷三角骨后取，养老转手髁空藏。
支正腕后上五寸，小海二骨之中央。
肩贞纹头上一寸，臑俞贞上骨下方。
天宗冈下窝中取，秉风冈上窝中央。
曲垣胛冈内上缘，陶道旁三外俞章。
大椎旁二中俞穴，天窗扶后大筋旁。
天容耳下曲颊后，颧髎颧骨下廉乡。
听宫之穴归何处，耳屏中前陷中央。

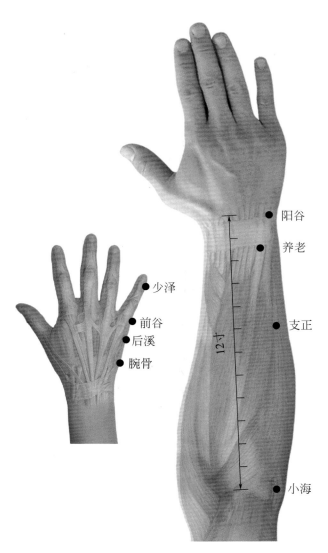

少泽

前谷

后溪

腕骨

阳谷

养老

支正

12寸

小海

图22　少泽至小海

● SI1 少泽 (Shàozé)（小肠经井穴）

在手指，小指末节尺侧，距指甲根角侧上方0.1寸（指寸）。

● SI2 前谷 (Qiángǔ)（小肠经荥穴）

在手指，第5掌指关节尺侧远端赤白肉际凹陷中。

● SI3 后溪 (Hòuxī)（小肠经输穴，八脉交会穴通督脉）

在手内侧，第5掌指关节尺侧近端赤白肉际凹陷中。

● SI4 腕骨 (Wàngǔ)（小肠经原穴）

在腕区，第5掌骨基底与三角骨之间的赤白肉际凹陷中。

● SI5 阳谷 (Yánggǔ)（小肠经经穴）

在腕后区，尺骨茎突与三角骨之间的凹陷中。

● SI6 养老 (Yǎnglǎo)（小肠经郄穴）

在前臂后区，腕背横纹上1寸，尺骨头桡侧凹陷中。

● SI7 支正 (Zhīzhèng)（小肠经络穴）

在前臂后区，腕背侧远端横纹上5寸，尺骨尺侧与尺侧腕屈肌之间。

● SI8 小海 (Xiǎohǎi)（小肠经合穴）

在肘后区，尺骨鹰嘴与肱骨内上髁之间凹陷中。

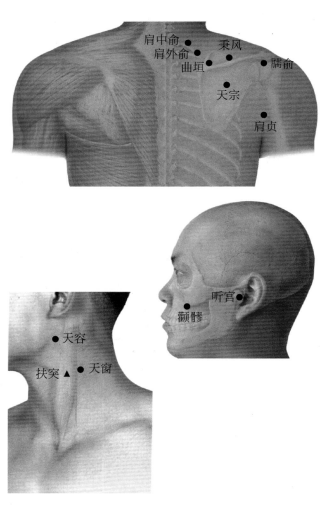

图23 肩贞至听宫

- SI9 肩贞 (Jiānzhēn)

  在肩胛区，肩关节后下方，腋后纹头直上1寸。

- SI10 臑俞 (Nàoshū)

  在肩胛区，腋后纹头直上，肩胛冈下缘凹陷中。

- SI11 天宗 (Tiānzōng)

  在肩胛区，肩胛冈中点与肩胛骨下角连线上1/3与下2/3交点凹陷中，肩胛冈下窝中央。

- SI12 秉风 (Bǐngfēng)

  在肩胛区，天宗直上，肩胛冈中点上方冈上窝中。

- SI13 曲垣 (Qūyuán)

  在肩胛区，肩胛冈上缘内侧端凹陷中。

- SI14 肩外俞 (Jiānwàishū)

  两手抱肩时，在脊柱区，第1胸椎棘突下，后正中线旁开3寸。

- SI15 肩中俞 (Jiānzhōngshū)

  两手抱肩时，在脊柱区，第7颈椎棘突下，后正中线旁开2寸。

- SI16 天窗 (Tiānchuāng)

  在颈部，横平喉结，胸锁乳突肌的后缘。

- SI17 天容 (Tiānróng)

  在颈部，下颌角后方，胸锁乳突肌的前缘凹陷中。

- SI18 颧髎 (Quánliáo)

  在面部，颧骨下缘，目外眦直下凹陷中。

- SI19 听宫 (Tīnggōng)

  在面部，耳屏正中与下颌骨髁突之间的凹陷中，需张口取穴。

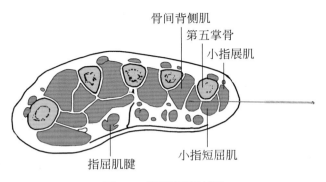

图24 后溪断面解剖图

骨间背侧肌
第五掌骨
小指展肌
小指短屈肌
指屈肌腱

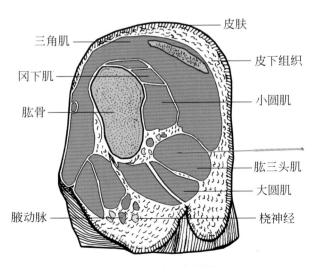

图25 肩贞断面解剖图

皮肤
三角肌
皮下组织
冈下肌
小圆肌
肱骨
肱三头肌
腋动脉
大圆肌
桡神经

足太阳膀胱经经穴

速记歌

BL 六十七膀胱经，起于睛明至阴终，
脏腑头面筋痔腰，热病神志身后凭。
内眦上外是睛明，眉头陷中攒竹取。
眉冲直上旁神庭，曲差庭旁一寸半。
五处直后上星平，承光通天络却穴，
后行俱是寸半程，玉枕脑户旁寸三。
天柱筋外发际凭，再下脊旁寸半寻，
第一大杼二风门，三椎肺俞四厥阴，
心五督六膈俞七，九肝十胆仔细分，
十一脾俞十二胃，十三三焦十四肾，
气海十五大肠六，七八关元小肠俞，
十九膀胱廿中膂，廿一椎旁白环俞，
上次中下四髎穴，骶骨两旁骨陷中。
尾骨之旁会阳穴，承扶臀下横纹中，
殷门扶下六寸当，浮郄委阳上一寸，
委阳腘窝外筋旁，委中腘窝纹中央。
第二侧线再细详，以下挟脊开三寸，
二三附分魄户当，四椎膏肓神堂五，
六七谚语膈关藏，第九魂门阳纲十，
十一意舍二胃仓，十三肓门四志室，
十九胞肓廿一秩。小腿各穴牢牢记，
纹下二寸寻合阳，承筋合阳承山间，
承山腨下分肉藏，飞扬外踝上七寸，
跗阳踝上三寸良，昆仑外踝跟腱间。
仆参跟骨外下方，踝下五分申脉穴，
髁前臼陷金门乡，大骨外下寻京骨，
关节之后束骨良，通谷节前陷中好，
至阴小趾外甲角，六十七穴分三段，
头后中外次第找。

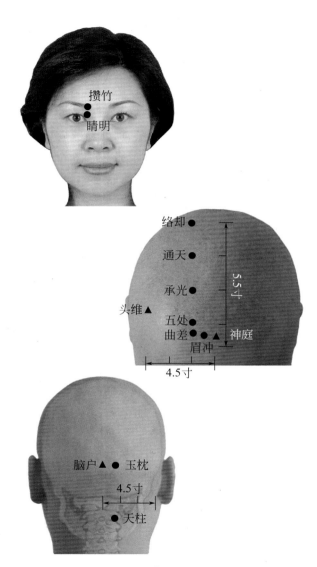

攒竹
睛明

络却 ●
通天 ●
承光 ●
头维 ▲
五处 ●
曲差 ● ● ▲ 神庭
眉冲
5.5寸
4.5寸

脑户 ▲ ● 玉枕
4.5寸
● 天柱

图26 晴明至天柱

- BL1 晴明 （Jīngmíng）

  在面部，目内眦内上方眶内侧壁凹陷中。

- BL2 攒竹 （Cuánzhú）

  在面部，眉头凹陷中，额切迹处。

- BL3 眉冲 （Méichōng）

  在头部，攒竹直上，入发际0.5寸。

- BL4 曲差 （Qūchā）

  在头部，前发际正中直上0.5寸，旁开1.5寸。

- BL5 五处 （Wǔchù）

  在头部，前发际正中直上1寸，旁开1.5寸。

- BL6 承光 （Chéngguāng）

  在头部，前发际正中直上2.5寸，旁开1.5寸。

- BL7 通天 （Tōngtiān）

  在头部，前发际正中直上4寸，旁开1.5寸处。

- BL8 络却 （Luòquè）

  在头部，前发际正中直上5.5寸，旁开1.5寸。

- BL9 玉枕 （Yùzhěn）

  在头部，后发际正中直上2.5寸，旁开1.3寸，平枕外隆凸上缘。

- BL10 天柱 （Tiānzhù）

  在颈后区，后发际正中旁开1.3寸，斜方肌外缘凹陷中。

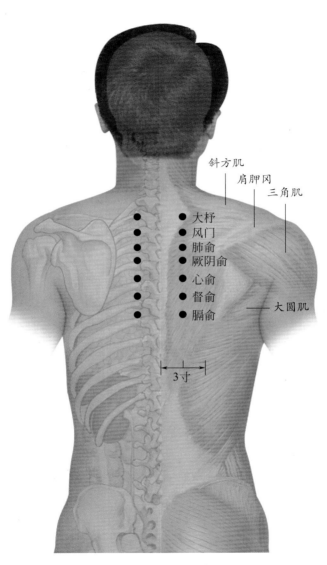

斜方肌
肩胛冈
三角肌
大杼
风门
肺俞
厥阴俞
心俞
督俞
膈俞
大圆肌
3寸

图27 大杼至膈俞

- BL11 大杼（Dàzhù）（骨会）

    在脊柱区，第1胸椎棘突下，后正中线旁开1.5寸。

- BL12 风门（Fēngmén）

    在脊柱区，第2胸椎棘突下，后正中线旁开1.5寸。

- BL13 肺俞（Fèishū）（背俞穴）

    在脊柱区，第3胸椎棘突下，后正中线旁开1.5寸。

- BL14 厥阴俞（Juéyīnshū）（背俞穴）

    在脊柱区，第4胸椎棘突下，后正中线旁开1.5寸。

- BL15 心俞（Xīnshū）（背俞穴）

    在脊柱区，第5胸椎棘突下，后正中线旁开1.5寸。

- BL16 督俞（Dūshū）

    在脊柱区，第6胸椎棘突下，后正中线旁开1.5寸。

- BL17 膈俞（Géshū）（血会）

    在脊柱区，第7胸椎棘突下，后正中线旁开1.5寸。

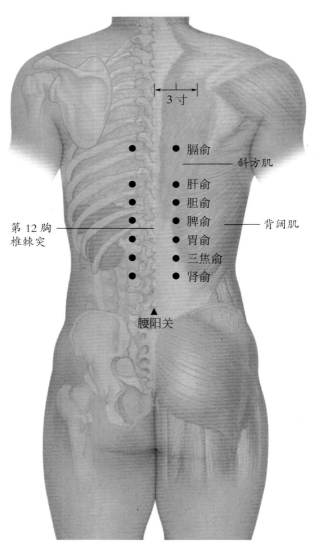

图28 肝俞至肾俞

● BL18 肝俞（Gānshū）（背俞穴）

在脊柱区，第9胸椎棘突下，后正中线旁开 1.5寸。

● BL19 胆俞（Dǎnshū）（背俞穴）

在脊柱区，第10胸椎棘突下，后正中线旁开 1.5寸。

● BL20 脾俞（Píshū）（背俞穴）

在脊柱区，第11胸椎棘突下，后正中线旁开 1.5寸。

● BL21 胃俞（Wèishū）（背俞穴）

在脊柱区，第12胸椎棘突下，后正中线旁开 1.5寸。

● BL22 三焦俞（Sānjiāoshū）（背俞穴）

在脊柱区，第1腰椎棘突下，后正中线旁开 1.5寸。

● BL23 肾俞（Shènshū）（背俞穴）

在脊柱区，第2腰椎棘突下，后正中线旁开 1.5寸。

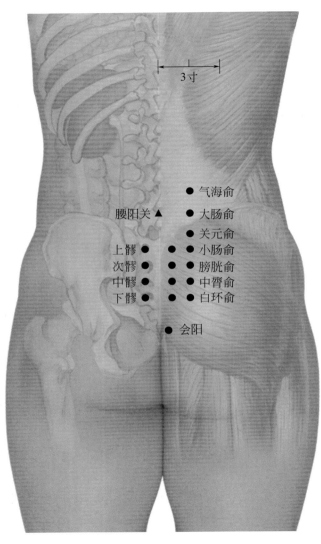

● 气海俞
腰阳关 ▲　● 大肠俞
● 关元俞
上髎 ●　● 小肠俞
次髎 ●　● 膀胱俞
中髎 ●　● 中膂俞
下髎 ●　● 白环俞

● 会阳

3寸

图29　气海俞至会阳

- BL24 气海俞 (Qìhǎishū)

   在脊柱区，第3腰椎棘突下，后正中线旁开1.5寸。

- BL25 大肠俞 (Dàchángshū) (背俞穴)

   在脊柱区，第4腰椎棘突下，后正中线旁开1.5寸，约与髂嵴高点平齐。

- BL26 关元俞 (Guānyuánshū)

   在脊柱区，第5腰椎棘突下，后正中线旁开1.5寸。

- BL27 小肠俞 (Xiǎochángshū) (背俞穴)

   在骶区，横平第1骶后孔，骶正中嵴旁1.5寸。

- BL28 膀胱俞 (Pángguāngshū) (背俞穴)

   在骶区，横平第2骶后孔，骶正中嵴旁1.5寸。

- BL29 中膂俞 (Zhōnglǚshū)

   在骶区，横平第3骶后孔，骶正中嵴旁1.5寸。

- BL30 白环俞 (Báihuánshū)

   在骶区，横平第4骶后孔，骶正中嵴旁1.5寸。

- BL31 上髎 (Shàngliáo)

   在骶区，正对第1骶后孔中。

- BL32 次髎 (Cìliáo)

   在骶区，正对第2骶后孔中。

- BL33 中髎 (Zhōngliáo)

   在骶区，正对第3骶后孔中。

- BL34 下髎 (Xiàliáo)

   在骶区，正对第4骶后孔中。

- BL35 会阳 (Huìyáng)

   在骶区，尾骨端旁开0.5寸。

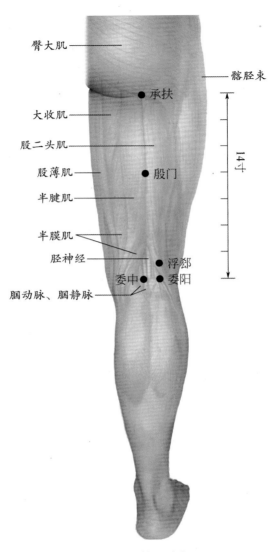

图30 承扶至委中

臀大肌

髂胫束

承扶

大收肌

股二头肌

殷门

14寸

股薄肌

半腱肌

半膜肌

胫神经

浮郄

委中

委阳

腘动脉、腘静脉

- **BL36 承扶（Chéngfú）**

  在股后区，臀沟的中点，俯卧位取穴。

- **BL37 殷门（Yīnmén）**

  在股后区，承扶下6寸，大腿后侧正中，股二头肌与半腱肌之间。

- **BL38 浮郄（Fúxì）**

  在膝后区，腘横纹上1寸，股二头肌腱的内侧缘。

- **BL39 委阳（Wěiyáng）（三焦经下合穴）**

  在膝部，腘横纹上，委中外侧，当股二头肌腱内侧缘。

- **BL40 委中（Wěizhōng）（三焦经合穴、膀胱经下合穴）**

  在膝后区，腘横纹中点。

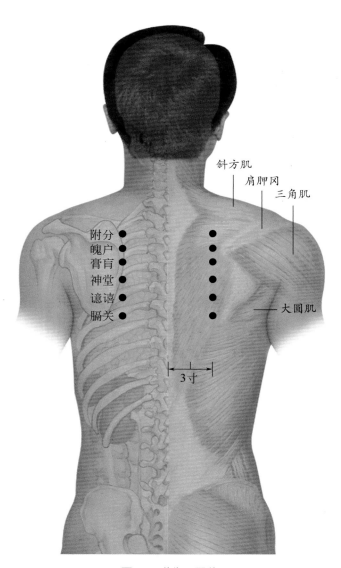

斜方肌
肩胛冈
三角肌
大圆肌

附分
魄户
膏肓
神堂
譩譆
膈关

3寸

图31　附分至膈关

- BL41 附分 （Fùfēn）

  在脊柱区，第2胸椎棘突下，后正中线旁开3寸。

- BL42 魄户 （Pòhù）

  在脊柱区，第3胸椎棘突下，后正中线旁开3寸。

- BL43 膏肓 （Gāohuāng）

  在脊柱区，第4胸椎棘突下，后正中线旁开3寸。

- BL44 神堂 （Shéntáng）

  在脊柱区，第5胸椎棘突下，后正中线旁开3寸。

- BL45 譩譆 （Yìxǐ）

  在脊柱区，第6胸椎棘突下，后正中线旁开3寸。

- BL46 膈关 （Géguān）

  在脊柱区，第7胸椎棘突下，后正中线旁开3寸。

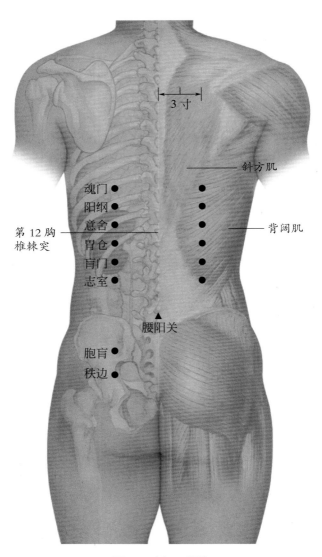

图32 魂门至秩边

- BL47 魂门（Húnmén）

  在脊柱区，第9胸椎棘突下，后正中线旁开3寸。

- BL48 阳纲（Yánggāng）

  在脊柱区，第10胸椎棘突下，后正中线旁开3寸。

- BL49 意舍（Yìshè）

  在脊柱区，第11胸椎棘突下，后正中线旁开3寸。

- BL50 胃仓（Wèicāng）

  在脊柱区，第12胸椎棘突下，后正中线旁开3寸。

- BL51 肓门（Huāngmén）

  在腰区，第1腰椎棘突下，后正中线旁开3寸。

- BL52 志室（Zhìshì）

  在腰区，第2腰椎棘突下，后正中线旁开3寸。

- BL53 胞肓（Bāohuāng）

  在骶区，横平第2骶后孔，骶正中嵴旁开3寸。

- BL54 秩边（Zhìbiān）

  在骶区，横平第4骶后孔，骶正中嵴旁开3寸。

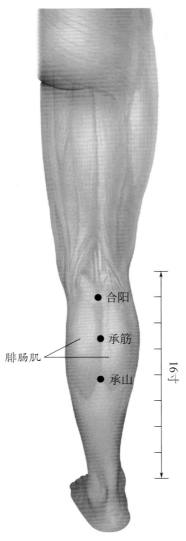

● 合阳

● 承筋

腓肠肌

● 承山

16寸

图33 合阳至承山

- BL55 合阳（Héyáng）

　　在小腿后区，委中（BL40）下2寸，腓肠肌内、外侧头之间。

- BL56 承筋（Chéngjīn）

　　小腿后区，委中（BL40）下5寸，腓肠肌两肌腹之间，合阳与承山连线的中点。

- BL57 承山（Chéngshān）

　　在小腿后区，腓肠肌两肌腹与肌腱交角形成的凹陷处。

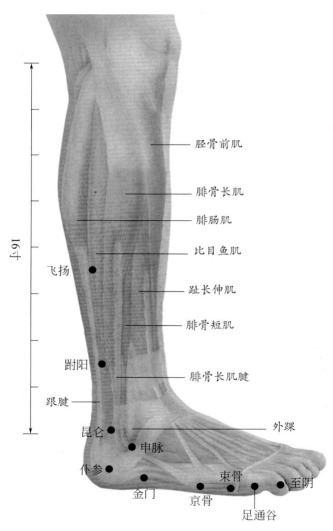

16寸

胫骨前肌

腓骨长肌

腓肠肌

比目鱼肌

飞扬

趾长伸肌

腓骨短肌

跗阳

腓骨长肌腱

跟腱

外踝

昆仑

申脉

仆参

束骨

金门

至阴

京骨

足通谷

图34 飞扬至至阴

- BL58 飞扬 （Fēiyáng）（膀胱经络穴）

    在小腿后区，承山（BL57）外侧斜下1寸，腓肠肌外下缘与跟腱移行处。

- BL59 跗阳 （Fūyáng）（阳跷脉郄穴）

    在小腿后区，昆仑直上3寸，腓骨与跟腱之间。

- BL60 昆仑 （Kūnlún）（膀胱经经穴）

    在踝区，外踝尖与跟腱之间的凹陷中。

- BL61 仆参 （Púcān）

    在跟区，昆仑直下，跟骨外侧，赤白肉际处。

- BL62 申脉 （Shēnmài）（八脉交会穴通阳跷脉）

    在踝区，外踝尖直下，外踝下缘与跟骨之间凹陷中。

- BL63 金门 （Jīnmén）（膀胱经郄穴）

    在足背，外踝前缘直下，第5跖骨粗隆后方，骰骨下缘凹陷中。

- BL64 京骨 （Jīnggǔ）（膀胱经原穴）

    在跖区，第5跖骨粗隆前下方，赤白肉际处。

- BL65 束骨 （Shùgǔ）（膀胱经输穴）

    在跖区，第5跖趾关节的近端，赤白肉际处。

- BL66 足通谷 （Zútōnggǔ）（膀胱经荥穴）

    在足趾，第5跖趾关节的远端，赤白肉际处。

- BL67 至阴 （Zhìyīn）（膀胱经井穴）

    在足趾，小趾末节外侧，趾甲根角侧后方0.1寸（指寸）。

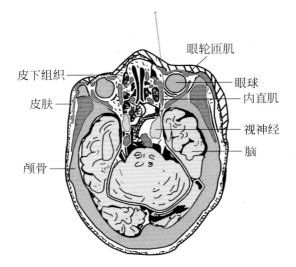

图35　睛明断面解剖图

眼轮匝肌
眼球
内直肌
视神经
脑
皮下组织
皮肤
颅骨

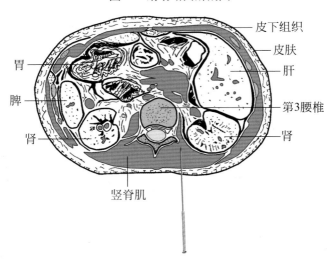

图36　肾俞断面解剖图

皮下组织
皮肤
肝
第3腰椎
肾
胃
脾
肾
竖脊肌

足少阴肾经经穴

速记歌

KI二十七肾经属，　起于涌泉止俞府，
肝心脾肺膀胱肾，　肠腹泌尿生殖喉。
足心凹陷是涌泉，　舟骨之下取然谷。
太溪内踝跟腱间，　大钟溪泉稍后主。
水泉太溪下一寸，　照海髁下四分处。
复溜髁上二寸取，　交信溜前胫骨后。
髁上五寸寻筑宾，　膝内两筋取阴谷。
从腹中线开半寸，　横骨平取曲骨沿，
大赫气穴并四满，　中注肓俞平脐看，
商曲又凭下脘取，　石关阴都通谷言，
幽门适当巨阙旁，　诸穴相距一寸连。
再从中线开二寸，　穴穴均在肋隙间，
步廊却近中庭穴，　神封灵墟神藏间，
彧中俞府平璇玑，　都隔一肋仔细研。

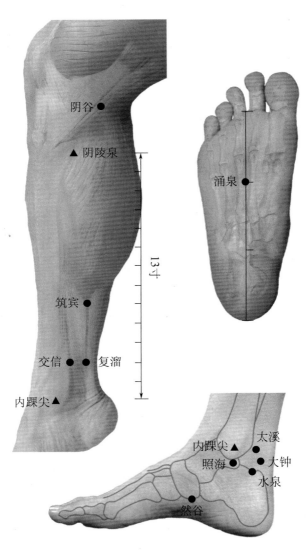

阴谷 ●

▲ 阴陵泉

13寸

筑宾 ●

交信 ●　● 复溜

内踝尖 ▲

涌泉 ●

内踝尖 ▲　太溪 ●
照海 ●　● 大钟
　　　● 水泉
然谷 ●

图37　涌泉至阴谷

- KI1 涌泉 (Yǒngquán)（肾经井穴）
  在足底，屈足卷趾时足心最凹陷处。
- KI2 然谷 (Rángǔ)（肾经荥穴）
  在足内侧，足舟骨粗隆下方，赤白肉际处。
- KI3 太溪 (Tàixī)（肾经输穴、原穴）
  在内踝尖与跟腱之间的凹陷中。
- KI4 大钟 (Dàzhōng)（肾经络穴）
  在内踝后下方，跟骨上缘，跟腱附着部前缘凹陷中。
- KI5 水泉 (Shuǐquán)（肾经郄穴）
  在跟区，太溪直下1寸，跟骨结节内侧凹陷中。
- KI6 照海 (Zhàohǎi)（八脉交会穴通阴跷脉）
  在内踝尖下1寸，内踝下缘边际凹陷中。
- KI7 复溜 (Fùliū)（肾经经穴）
  在小腿内侧，太溪上2寸，跟腱的前缘。
- KI8 交信 (Jiāoxìn)（阴跷脉郄穴）
  在小腿内侧，内踝尖上2寸，胫骨内侧缘后际凹陷中。
- KI9 筑宾 (Zhùbīn)（阴维脉郄穴）
  在小腿内侧，太溪直上5寸，比目鱼肌与跟腱之间。
- KI10 阴谷 (Yīngǔ)（肾经合穴）
  在膝后区，腘窝内侧，平委中（BL40），半腱肌肌腱外侧缘。

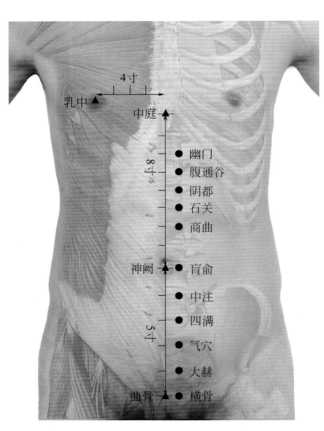

图38　横骨至幽门

- KI11 横骨（Hénggǔ）

  在下腹部，脐中下5寸，前正中线旁开0.5寸，平耻骨联合上缘。

- KI12 大赫（Dàhè）

  在下腹部，脐中下4寸，前正中线旁开0.5寸。

- KI13 气穴（Qìxué）

  在下腹部，脐中下3寸，前正中线旁开0.5寸。

- KI14 四满（Sìmǎn）

  在下腹部，脐中下2寸，前正中线旁开0.5寸。

- KI15 中注（Zhōngzhù）

  在下腹部，脐中下1寸，前正中线旁开0.5寸。

- KI16 肓俞（Huāngshū）

  在腹中部，脐中旁开0.5寸。

- KI17 商曲（Shāngqū）

  在上腹部，脐中上2寸，前正中线旁开0.5寸。

- KI18 石关（Shíguān）

  在上腹部，脐中上3寸，前正中线旁开0.5寸。

- KI19 阴都（Yīndū）

  在上腹部，脐中上4寸，前正中线旁开0.5寸。

- KI20 腹通谷（Fùtōnggǔ）

  在上腹部，脐中上5寸，前正中线旁开0.5寸。

- KI21 幽门（Yōumén）

  在上腹部，脐中上6寸，前正中线旁开0.5寸。

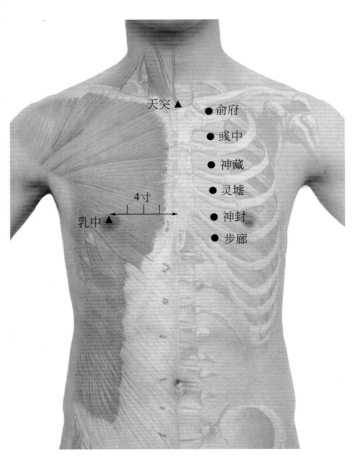

图39 步廊至俞府

- KI22 步廊（Bùláng）

    在胸部，第5肋间隙，前正中线旁开2寸。
- KI23 神封（Shénfēng）

    在胸部，第4肋间隙，前正中线旁开2寸。
- KI24 灵墟（Língxū）

    在胸部，第3肋间隙，前正中线旁开2寸。
- KI25 神藏（Shéncáng）

    在胸部，第2肋间隙，前正中线旁开2寸。
- KI26 彧中（Yùzhōng）

    在胸部，第1肋间隙，前正中线旁开2寸。
- KI27 俞府（Shūfǔ）

    在胸部，锁骨下缘，前正中线旁开2寸。

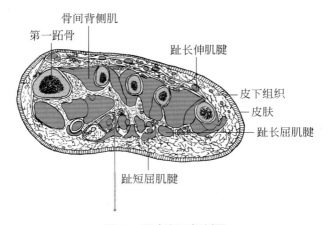

骨间背侧肌

第一跖骨

趾长伸肌腱

皮下组织

皮肤

趾长屈肌腱

趾短屈肌腱

图40　涌泉断面解剖图

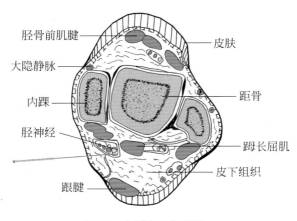

胫骨前肌腱

皮肤

大隐静脉

内踝

距骨

胫神经

蹬长屈肌

皮下组织

跟腱

图41　太溪断面解剖图

手厥阴心包经经穴

速记歌

PC 心包手厥阴，起于天池中冲尽，
心胸肺胃效皆好，诸痛疮痒亦可寻。
天池乳外旁一寸，天泉腋下二寸循。
曲泽腱内横纹上，郄门去腕五寸寻。
间使腕后方三寸，内关掌后二寸停。
掌后纹中大陵在，两条肌腱标准明。
劳宫屈指掌心取，中指末端是中冲。

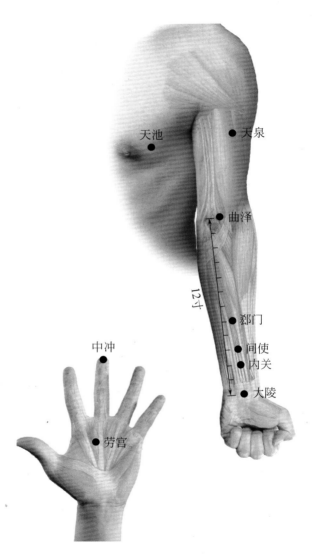

天池　　　　　天泉

曲泽

12寸

郄门

间使

内关

中冲　　　　　　　　大陵

劳宫

图42　天池至中冲

- PC1 天池（Tiānchí）

  在胸部，第4肋间隙，前正中线旁开5寸。

- PC2 天泉（Tiānquán）

  在臂前区，腋前纹头下2寸，肱二头肌的长、短头之间。

- PC3 曲泽（Qūzé）（心包经合穴）

  在肘前区，肘横纹上，肱二头肌腱的尺侧缘凹陷中。

- PC4 郄门（Xìmén）（心包经郄穴）

  在前臂前区，腕掌侧远端横纹上5寸，掌长肌腱与桡侧腕屈肌腱之间。

- PC5 间使（Jiānshǐ）（心包经经穴）

  在前臂前区，腕掌侧远端横纹上3寸，掌长肌腱与桡侧腕屈肌腱之间。

- PC6 内关（Nèiguān）（心包经络穴、八脉交会穴通阴维脉）

  在前臂前区，腕掌侧远端横纹上2寸，掌长肌腱与桡侧腕屈肌腱之间。

- PC7 大陵（Dàlíng）（心包经输穴、原穴）

  在腕前区，腕掌侧远端横纹中，掌长肌腱与桡侧腕屈肌腱之间。

- PC8 劳宫（Láogōng）（心包经荥穴）

  在掌区，横平第3掌指关节近端，第2、第3掌骨之间偏于第3掌骨。握拳时中指尖下即是。

- PC9 中冲（Zhōngchōng）（心包经井穴）

  在手指，中指末端最高点。

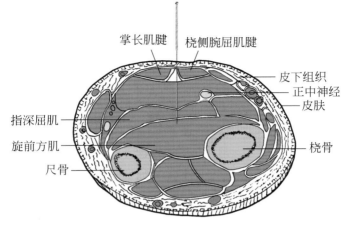

掌长肌腱　桡侧腕屈肌腱

皮下组织
正中神经
皮肤

指深屈肌

旋前方肌

尺骨

桡骨

图43　内关断面解剖图

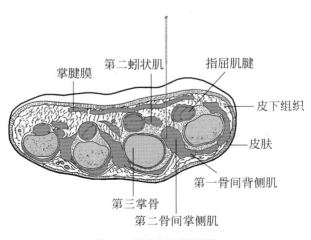

掌腱膜　第二蚓状肌　指屈肌腱

皮下组织

皮肤

第一骨间背侧肌

第三掌骨

第二骨间掌侧肌

图44　劳宫断面解剖图

手少阳三焦经经穴

速记歌

TE 二三三焦经，起关冲止丝竹空，
头侧耳目热神志，腹胀水肿遗尿癃。
关冲无名指甲内，液门握拳指缝讨。
中渚液门上一寸，阳池腕表有陷凹。
腕上二寸取外关，支沟腕上三寸安。
会宗三寸尺骨缘，三阳络在四寸间。
肘下五寸寻四渎，肘上一寸天井见。
肘上二寸清冷渊，消泺渊臑正中间。
臑会三角肌后下，肩髎肩峰后下陷。
天髎肩井曲垣间，天牖平颔肌后缘。
乳突颌角取翳风，下三分一瘈脉现，
上三分一颅息取，角孙入发平耳尖。
耳门屏上切迹前，和髎耳根前指宽，
丝竹空在眉梢陷。

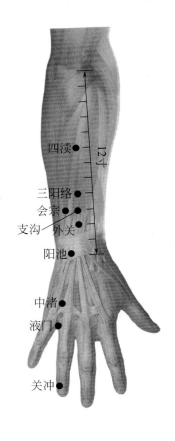

四渎●

12寸

三阳络●
会宗●
支沟 外关●

阳池●

中渚●

液门●

关冲●

图45 关冲至四渎

- **TE1 关冲**（Guānchōng）（三焦经井穴）

  在环指末节尺侧，指甲根角侧上方0.1寸（指寸）。

- **TE2 液门**（Yèmén）（三焦经荥穴）

  在手背，当第4、第5指间，指蹼缘上方赤白肉际处。

- **TE3 中渚**（Zhōngzhǔ）（三焦经输穴）

  在手背，第4、第5掌骨间，第4掌指关节近端凹陷中。

- **TE4 阳池**（Yángchí）（三焦经原穴）

  在腕后区，腕背侧远端横纹上，指伸肌腱尺侧缘凹陷中。

- **TE5 外关**（Wàiguān）（三焦经络穴，八脉交会穴通阳维脉）

  在前臂后区，腕背侧远端横纹上2寸，尺骨与桡骨间隙中点。

- **TE6 支沟**（Zhīgōu）（三焦经经穴）

  在前臂后区，腕背侧远端横纹上3寸，尺骨与桡骨间隙中点。

- **TE7 会宗**（Huìzōng）（三焦经郄穴）

  在前臂后区，腕背侧远端横纹上3寸，尺骨的桡侧缘。

- **TE8 三阳络**（Sānyángluò）

  在前臂后区，腕背侧远端横纹上4寸，尺骨与桡骨间隙中点。

- **TE9 四渎**（Sìdú）

  在前臂后区，阳池上7寸，尺骨与桡骨间隙中点。

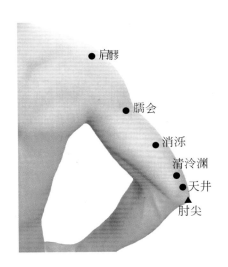

肩髎
臑会
消泺
清泠渊
天井
肘尖

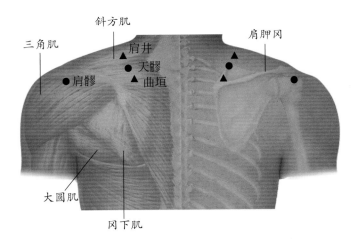

斜方肌
三角肌
肩胛冈
肩井
天髎
肩髎
曲垣
大圆肌
冈下肌

图46 天井至天髎

- TE10 天井（Tiānjǐng）（三焦经合穴）

  在肘后区，尺骨鹰嘴直上1寸凹陷中。
- TE11 清冷渊（Qīnglíngyuān）

  在臂后区，肘尖与肩峰角连线上，尺骨鹰嘴直上2寸。
- TE12 消泺（Xiāoluò）

  在臂后区，肘尖与肩峰角连线上，肘尖上5寸。
- TE13 臑会（Nàohuì）

  在臂后区，肩峰角（肩髎穴）下3寸，三角肌的后下缘。
- TE14 肩髎（Jiānliáo）

  在三角肌区，肩峰角与肱骨大结节两骨间凹陷中。上臂外展时，肩髃（LI15）后方的凹陷即是。
- TE15 天髎（Tiānliáo）

  在肩胛区，肩胛骨上角骨际凹陷中，肩井（GB21）和曲垣（SI13）连线中点。

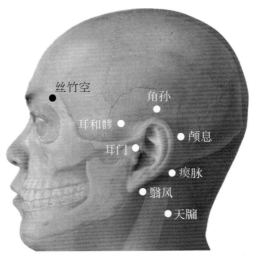

图47 天牖至丝竹空

- TE16 天牖 (Tiānyǒu)

  在肩胛区，横平下颌角，胸锁乳突肌的后缘凹陷中。

- TE17 翳风 (Yìfēng)

  在颈部，耳垂后方，乳突下端前方凹陷中。

- TE18 瘈脉 (Chìmài)

  在头部，乳突中央，角孙（TE20）至翳风（TE17）沿耳轮弧形连线的上 2/3 与下 1/3 交点处。

- TE19 颅息 (Lúxī)

  在头部，角孙（TE20）至翳风（TE17）沿耳轮弧形连线的上 1/3 与下 2/3 交点处。

- TE20 角孙 (Jiǎosūn)

  在头部，耳尖正对发际处。

- TE21 耳门 (Ěrmén)

  在耳区，耳屏上切迹与下颌骨髁突之间的凹陷中，需张口取穴。

- TE22 耳和髎 (Ěrhéliáo)

  在头部，鬓发后缘，耳郭根的前方，颞浅动脉的后缘。上耳根前约一横指处。

- TE23 丝竹空 (Sīzhúkóng)

  在面部，眉梢凹陷中。

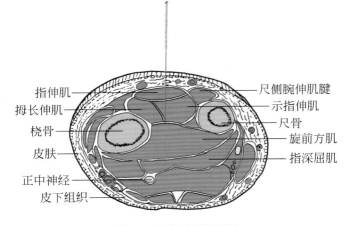

指伸肌 — 　　　　　　　　　　— 尺侧腕伸肌腱
拇长伸肌 — 　　　　　　　　　— 示指伸肌
桡骨 — 　　　　　　　　　　　— 尺骨
皮肤 — 　　　　　　　　　　　— 旋前方肌
　　　　　　　　　　　　　　— 指深屈肌
正中神经 —
皮下组织 —

图48　外关断面解剖图

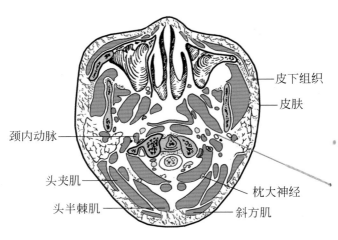

　　　　　　　　　　　　　　　— 皮下组织
　　　　　　　　　　　　　　　— 皮肤
颈内动脉 —

头夹肌 —
　　　　　　　　　　　　— 枕大神经
头半棘肌 — 　　　　　　— 斜方肌

图49　翳风断面解剖图

足少阳胆经经穴

速记歌

GB四十四足少阳，起瞳子髎止窍阴，
头侧耳目鼻喉恙，身侧神志热妇良。
外眦五分瞳子髎，听会耳前珠陷详。
上关下关上一寸，以下五穴细推商，
头维胃经连颔厌，悬颅悬厘在下方，
曲鬓角孙前一指，头维曲鬓串一行，
五穴间隔均相等。率谷入发寸半量，
天冲率后斜五分，浮白率后一寸乡。
头窍阴穴乳突上，完骨乳突后下方。
本神神庭三寸旁，阳白眉上一寸量。
入发五分头临泣，庭维之间取之良。
目窗正营与承灵，相距寸寸寸半良。
脑空池上平脑户，粗隆上缘外两旁。
风池耳后发际陷，颅底筋外有陷凹。
肩井大椎肩峰间，渊腋腋下三寸见。
辄筋腋前横一寸，日月乳下三肋现。
京门十二肋骨端，带脉章下平脐看。
五枢髂前上棘前，略下五分维道见。
居髎髂前转子取，环跳髀枢陷中间。
风市垂手中指尽，其下二寸中渎陈。
阳关阳陵上三寸，小头前下阳陵泉。
阳交外丘骨后前，踝上七寸丘在前。
光明踝五阳辅四，悬钟三寸骨前缘。
外踝前下丘墟寻，临泣四趾本节扪。
侠溪穴与地五会，跖趾关节前后寻。
四趾外端足窍阴，四十四穴仔细吟。

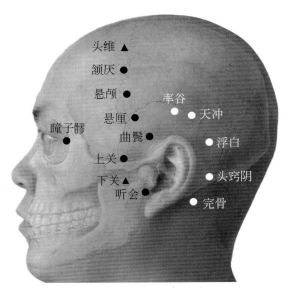

图50 瞳子髎至完骨

- GB1 瞳子髎（Tóngzǐliáo）

  在面部，目外眦外侧0.5寸凹陷中。

- GB2 听会（Tīnghuì）

  在面部，耳屏间切迹与下颌骨髁突之间的凹陷中，张口取穴。

- GB3 上关（Shàngguān）

  在面部，下关（ST7）直上，颧弓上缘中央凹陷中。

- GB4 颔厌（Hànyàn）

  在头部，从头维至曲鬓的弧形连线（其弧度与鬓发弧度相应）的上1/4与下3/4的交点处。

- GB5 悬颅（Xuánlú）

  在头部，从头维（ST8）至曲鬓（GB7）的弧形连线的中点处。

- GB6 悬厘（Xuánlí）

  在头部，从头维（ST8）至曲鬓（GB7）的弧形连线的上3/4与下1/4的交点处。

- GB7 曲鬓（Qūbìn）

  在头部，耳前鬓角发际后缘与耳尖水平线的交点处。

- GB8 率谷（Shuàigǔ）

  在头部，耳尖直上，入发际1.5寸。

- GB9 天冲（Tiānchōng）

  在头部，耳根后缘直上，入发际2寸。

- GB10 浮白（Fúbái）

  在头部，耳后乳突的后上方，从天冲（GB9）至完骨（GB12）弧形连线（其弧度与耳郭弧度相应）的上1/3与下2/3交点处。

- GB11 头窍阴（Tóuqiàoyīn）

  在头部，耳后乳突的后上方，从天冲（GB9）至完骨（GB12）的弧形连线的上2/3与下1/3交点处。

- GB12 完骨（Wángǔ）

  在头部，耳后乳突的后下方凹陷中。

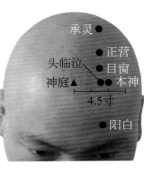

承灵 ●

正营 ●

头临泣 ● 目窗 ●

神庭 ▲ ● 本神

4.5寸

● 阳白

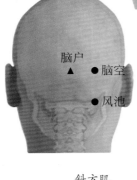

脑户 ▲ ● 脑空

● 风池

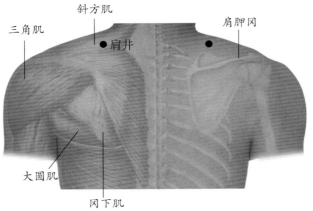

斜方肌

三角肌

● 肩井

肩胛冈

大圆肌

冈下肌

图51 本神至肩井

- GB13 本神 （Běnshén）

  在头部，前发际上0.5寸，头正中线旁开3寸。

- GB14 阳白 （Yángbái）

  在头部，眉上1寸，瞳孔直上。

- GB15 头临泣 （Tóulínqì）

  在头部，前发际上0.5寸，瞳孔直上。

- GB16 目窗 （Mùchuāng）

  在头部，前发际上1.5寸，瞳孔直上。

- GB17 正营 （Zhèngyíng）

  在头部，前发际上2.5寸，瞳孔直上。

- GB18 承灵 （Chénglíng）

  在头部，前发际上4寸，瞳孔直上。

- GB19 脑空 （Nǎokōng）

  在头部，横平枕外隆凸的上缘，风池直上。

- GB20 风池 （Fēngchí）

  在颈后区，枕骨之下，胸锁乳突肌上端与斜方肌上端之间的凹陷中。

- GB21 肩井 （Jiānjǐng）

  在肩胛区，第7颈椎棘突与肩峰最外侧点连线的中点。

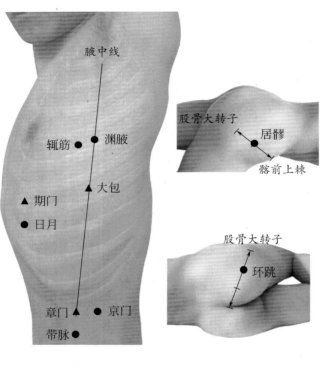

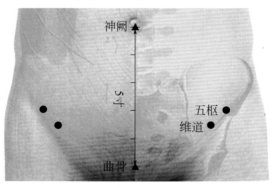

图52 渊腋至环跳

- GB22 渊腋 （Yuānyè）

　　在胸外侧区，第4肋间隙中，在腋中线上。

- GB23 辄筋 （Zhéjīn）

　　在胸外侧区，第4肋间隙中，腋中线前1寸。

- GB24 日月 （Rìyuè） （胆经募穴）

　　在胸部，第7肋间隙，前正中线旁开4寸。

- GB25 京门 （Jīngmén） （肾经募穴）

　　在上腹部，第12肋游离端下际。

- GB26 带脉 （Dàimài）

　　在侧腹部，第11肋游离端垂线与脐水平线的交点上。

- GB27 五枢 （Wǔshū）

　　在下腹部，横平脐下3寸，髂前上棘内侧。

- GB28 维道 （Wéidào）

　　在下腹部，五枢内下0.5寸。

- GB29 居髎 （Jūliáo）

　　在臀区，髂前上棘与股骨大转子最凸点连线的中点处。

- GB30 环跳 （Huántiào）

　　在臀区，股骨大转子最凸点与骶管裂孔连线上的外1/3与内2/3交点处。

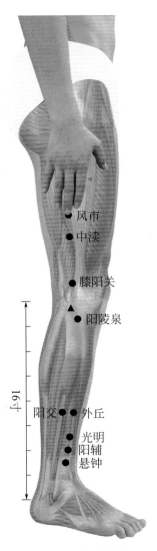

风市
中渎
膝阳关
▲ 阳陵泉
16寸
阳交 ●● 外丘
光明
阳辅
悬钟

图53 风市至悬钟

- GB31 风市 （Fēngshì）

  在股部，直立垂手，掌心贴于大腿时，中指尖所指凹陷中，髂胫束后缘。

- GB32 中渎 （Zhōngdú）

  在股部，腘横纹上7寸，髂胫束后缘。

- GB33 膝阳关 （Xīyángguān）

  在膝部，股骨外上髁后上缘，股二头肌腱与髂胫束之间的凹陷中。

- GB34 阳陵泉 （Yánglíngquán）（胆经合穴，筋会，胆经下合穴）

  在小腿外侧，腓骨头前下方凹陷中。

- GB35 阳交 （Yángjiāo）（阳维脉郄穴）

  在小腿外侧，外踝尖上7寸，腓骨后缘。

- GB36 外丘 （Wàiqiū）（胆经郄穴）

  在小腿外侧，外踝尖上7寸，腓骨前缘。

- GB37 光明 （Guāngmíng）（胆经络穴）

  在小腿外侧，外踝尖上5寸，腓骨前缘。

- GB38 阳辅 （Yángfǔ）（胆经经穴）

  在小腿外侧，外踝尖上4寸，腓骨前缘。

- GB39 悬钟 （Xuánzhōng）（髓会）

  在小腿外侧，外踝尖上3寸，腓骨前缘。

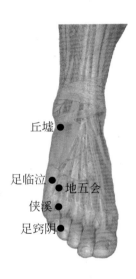

丘墟●

足临泣●●地五会

侠溪●

足窍阴●

图54 丘墟至足窍阴

- **GB40 丘墟 （Qiūxū）**（胆经原穴）

  在踝区，外踝前下方，趾长伸肌腱的外侧凹陷中。

- **GB41 足临泣 （Zúlínqì）**（胆经输穴，八脉交会穴通带脉）

  在足背，第4、第5跖骨底结合部的前方，第5趾长伸肌腱外侧凹陷中。

- **GB42 地五会 （Dìwǔhuì）**

  在足背，第4、第5跖骨间，第4跖趾关节近端凹陷中。

- **GB43 侠溪 （Xiáxī）**（胆经荥穴）

  在足背，第4、第5趾间，趾蹼缘后方赤白肉际处。

- **GB44 足窍阴 （Zúqiàoyīn）**（胆经经穴）

  在足趾，第4趾末节外侧，趾甲根角侧后方0.1寸（指寸）。

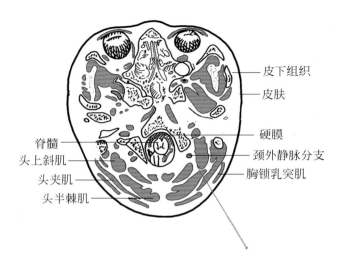

图55 风池断面解剖图

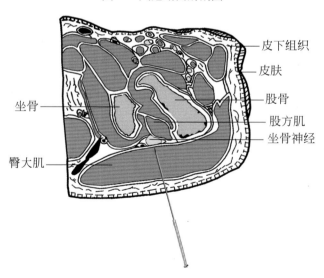

图56 环跳断面解剖图

足厥阴肝经经穴

速记歌

LR十四是肝经，起于大敦期门终，
肠腹诸疾前阴病，五脏可治胆亦良。
大敦跚趾外甲角，行间纹端趾缝寻。
太冲关节后凹陷，踝前筋内取中封。
踝上五寸蠡沟穴，中都踝上七寸擒。
膝关阴陵后一寸，曲泉屈膝横纹上。
阴包膝上方四寸，五里气冲下三寸。
阴廉气二动脉中，急脉阴旁二五分。
十一肋端章门是，期门乳下二肋间。

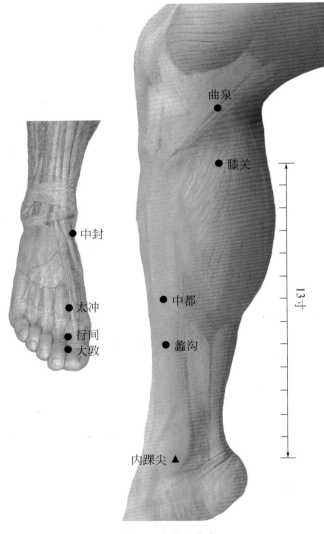

中封

太冲

行间

大敦

曲泉

膝关

中都

蠡沟

13寸

内踝尖 ▲

图57 大敦至曲泉

- LR1 大敦（Dàdūn）（肝经井穴）

在足趾，大趾末节外侧，趾甲根角侧后方0.1寸（指寸）。

- LR2 行间（Xíngjiān）（肝经荥穴）

在足背，第1、第2趾间，趾蹼缘后方赤白肉际处。

- LR3 太冲（Tàichōng）（肝经输穴、原穴）

在足背，当第1、第2跖骨间，跖骨底结合部前方凹陷中，或触及动脉搏动。

- LR4 中封（Zhōngfēng）（肝经经穴）

在踝区，内踝前，胫骨前肌肌腱的内侧缘凹陷处。

- LR5 蠡沟（Lígōu）（肝经络穴）

在小腿内侧，内踝尖上5寸，胫骨内侧面的中央。

- LR6 中都（Zhōngdū）（肝经郄穴）

在小腿内侧，内踝尖上7寸，胫骨内侧面的中央。

- LR7 膝关（Xīguān）

在膝部，胫骨内侧髁的下方，阴陵泉（SP9）后1寸。

- LR8 曲泉（Qūquán）（肝经合穴）

在膝部，腘横纹内侧端，半腱肌肌腱内缘凹陷中。

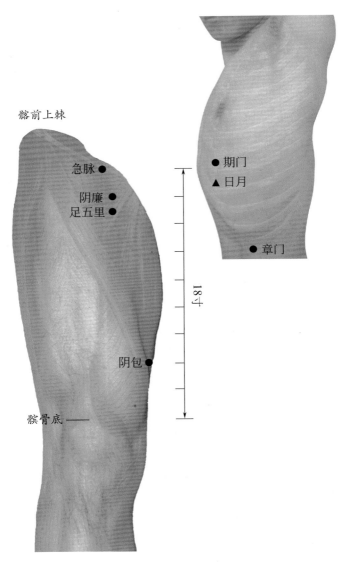

髂前上棘

急脉 ●

阴廉 ●
足五里 ●

期门 ●
▲ 日月

章门 ●

18寸

阴包 ●

髌骨底 ——

图58　阴包至期门

- **LR9 阴包（Yīnbāo）**

    在股前区，髌底上4寸，股薄肌与缝匠肌之间。

- **LR10 足五里（Zúwǔlǐ）**

    在股前区，气冲（ST30）直下3寸，动脉搏动处。

- **LR11 阴廉（Yīnlián）**

    在股前区，气冲（ST30）直下2寸。

- **LR12 急脉（Jímài）**

    在腹股沟区，横平耻骨联合上缘，前正中线旁开2.5寸处。

- **LR13 章门（Zhāngmén）（脾经募穴，脏会）**

    在侧腹部，第11肋游离端的下际。

- **LR14 期门（Qīmén）（肝经募穴）**

    在胸部，第6肋间隙，前正中线旁开4寸。

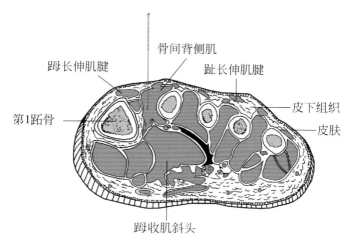

图59　太冲断面解剖图

督脉经穴

速记歌

GV督脉二九良，起长强止印堂上，
脑病为主次分段，急救热病及肛肠。
尾骨之端是长强，骶管裂孔取腰俞。
十六阳关平髋量，命门十四三悬枢，
十一椎下脊中藏，十椎中枢九筋缩，
七椎之下乃至阳，六灵道五神道穴，
三椎之下身柱藏，陶道一椎之下取，
大椎就在一椎上。哑门入发五分处，
风府一寸宛中当，粗隆上缘寻脑户。
强间户上寸半量，后顶再上一寸半，
百会七寸顶中央，前顶囟会俱寸五。
上星入发一寸量，神庭五分入发际。
素髎鼻尖准头乡，水沟鼻唇沟上取。
兑端唇上尖端藏，龈交系带齿龈交。
印堂额上两眉中，经行背头居中行。

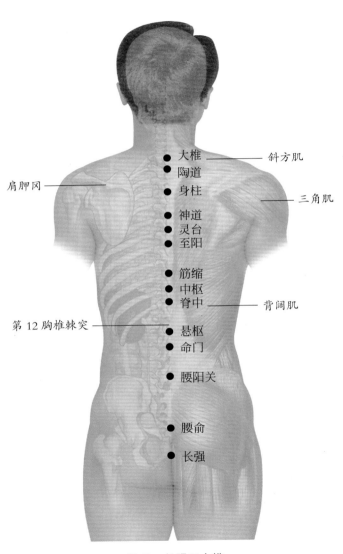

図60　長強至大椎

大椎
陶道
身柱
神道
霊台
至陽
筋縮
中枢
脊中
悬枢
命门
腰阳关
腰俞
长强

斜方肌
三角肌
背阔肌
肩胛冈
第12胸椎棘突

- GV1 长强 （Chángqiáng）（络穴）

  在会阴区，尾骨下方，尾骨端与肛门连线的中点处。
- GV2 腰俞 （Yāoshū）

  在骶区，正对骶管裂孔，后正中线上。
- GV3 腰阳关 （Yāoyángguān）

  在脊柱区，第4腰椎棘突下凹陷中，后正中线上，约与髂嵴相平。
- GV4 命门 （Mìngmén）

  在脊柱区，第2腰椎棘突下凹陷中，后正中线上，约平12肋端。
- GV5 悬枢 （Xuánshū）

  在脊柱区，第1腰椎棘突下凹陷中，后正中线上。
- GV6 脊中 （Jǐzhōng）

  在脊柱区，第11胸椎棘突下凹陷中，后正中线上。
- GV7 中枢 （Zhōngshū）

  在脊柱区，第10胸椎棘突下凹陷中，后正中线上。
- GV8 筋缩 （Jīnsuō）

  在脊柱区，第9胸椎棘突下凹陷中，后正中线上。
- GV9 至阳 （Zhìyáng）

  在脊柱区，第7胸椎棘突下凹陷中，后正中线上，约平肩胛骨下角。
- GV10 灵台 （Língtái）

  在脊柱区，第6胸椎棘突下凹陷中，后正中线上。
- GV11 神道 （Shéndào）

  在脊柱区，第5胸椎棘突下凹陷中，后正中线上。
- GV12 身柱 （Shēnzhù）

  在脊柱区，第3胸椎棘突下凹陷中，后正中线上。
- GV13 陶道 （Táodào）

  在脊柱区，第1胸椎棘突下凹陷中，后正中线上。
- GV14 大椎 （Dàzhuī）

  在脊柱区，第7颈椎棘突（低头时，颈后最突出的骨头）下凹陷中，后正中线上。

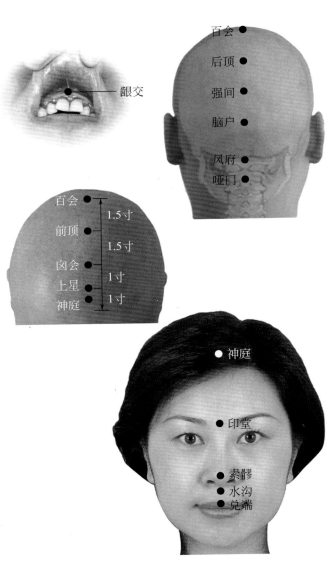

图61 哑门至印堂

- GV15 哑门 （Yǎmén）

   在颈后区，第2颈椎棘突上际凹陷中，后正中线上。
- GV16 风府 （Fēngfǔ）

   在颈后区，枕外隆凸直下，两侧斜方肌之间凹陷中。
- GV17 脑户 （Nǎohù）

   在头部，枕外隆凸的上缘凹陷中。
- GV18 强间 （Qiángjiān）

   在头部，后发际正中直上4寸。
- GV19 后顶 （Hòudǐng）

   在头部，后发际正中直上5.5寸。
- GV20 百会 （Bǎihuì）

   在头部，前发际正中直上5寸。
- GV21 前顶 （Qiándǐng）

   在头部，前发际正中直上3.5寸。
- GV22 囟会 （Xìnhuì）

   在头部，前发际正中直上2寸。
- GV23 上星 （Shàngxīng）

   在头部，前发际正中直上1寸。
- GV24 神庭 （Shéntíng）

   在头部，前发际正中直上0.5寸。
- GV25 素髎 （Sùliáo）

   在面部，鼻尖的正中央。
- GV26 水沟 （Shuǐgōu）

   在面部，人中沟的上1/3与中1/3交点处。
- GV27 兑端 （Duìduān）

   在面部，上唇结节的中点。
- GV28 龈交 （Yínjiāo）

   在上唇内，上唇系带与上牙龈的交点。
- GV29 印堂 （Yìntáng）

   在头部，两眉毛内侧端中间的凹陷中。

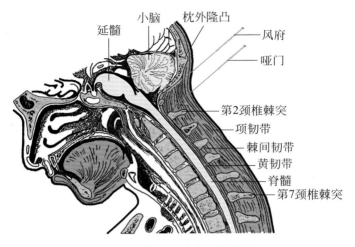

图62　哑门、风府断面解剖图

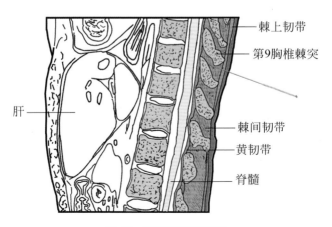

图63　筋缩断面解剖图

任脉经穴

速记歌

CV任脉二四呈，起于会阴承浆止，
强壮为主次分段，泌尿生殖作用宏。
会阴两阴中间取，曲骨耻骨联合从。
中极关元石门穴，每穴相距一寸均。
气海脐下一寸半，脐下一寸阴交明。
肚脐中央名神阙，脐上诸穴一寸匀。
水分下脘与建里，中脘上脘巨阙行，
鸠尾歧骨下一寸，中庭胸剑联合中，
膻中正在两乳间，玉堂紫宫华盖重。
再上一肋璇玑穴，胸骨上缘天突通，
廉泉颌下结喉上，承浆唇下宛宛中。

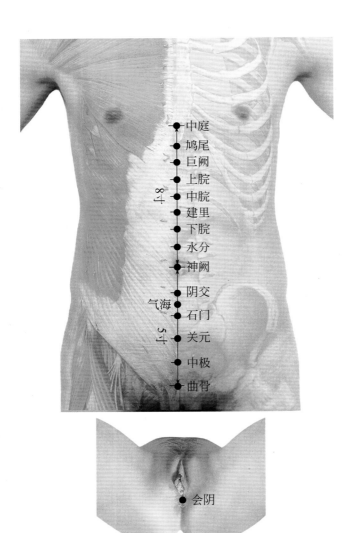

中庭

鸠尾

巨阙

上脘

中脘

建里

下脘

水分

神阙

阴交

石门

关元

中极

曲骨

8寸

气海

5寸

会阴

图64　会阴至鸠尾

- CV1 会阴 （Huìyīn）

    会阴区，男性在阴囊根部与肛门连线的中点，女性在大阴唇后联合与肛门连线的中点。

- CV2 曲骨 （Qūgǔ）

    在下腹部，耻骨联合上缘，前正中线上。

- CV3 中极 （Zhōngjí）（膀胱经募穴）

    在下腹部，脐中下4寸，前正中线上。

- CV4 关元 （Guānyuán）（小肠经募穴）

    在下腹部，脐中下3寸，前正中线上。

- CV5 石门 （Shímén）（三焦经募穴）

    在下腹部，当脐中下2寸，前正中线上。

- CV6 气海 （Qìhǎi）（肓之原穴）

    在下腹部，脐中下1.5寸，前正中线上。

- CV7 阴交 （Yīnjiāo）

    在下腹部，脐中下1寸，前正中线上。

- CV8 神阙 （Shénquè）

    在脐区，脐中央。

- CV9 水分 （Shuǐfēn）

    在上腹部，脐中上1寸，前正中线上。

- CV10 下脘 （Xiàwǎn）

    在上腹部，脐中上2寸，前正中线上。

- CV11 建里 （Jiànlǐ）

    在上腹部，脐中上3寸，前正中线上。

- CV12 中脘 （Zhōngwǎn）（胃经募穴，腑会）

    在上腹部，脐中上4寸，前正中线上。

- CV13 上脘 （Shàngwǎn）

    在上腹部，脐中上5寸，前正中线上。

- CV14 巨阙 （Jùquè）（心经募穴）

    在上腹部，脐中上6寸，前正中线上。

- CV15 鸠尾 （Jiūwěi）（络穴，膏之原穴）

    在上腹部，剑胸结合下1寸，前正中线上。

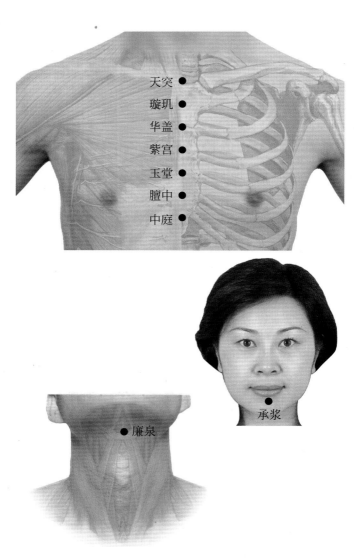

天突
璇玑
华盖
紫宫
玉堂
膻中
中庭

承浆

廉泉

图65　中庭至承浆

- **CV16 中庭（Zhōngtíng）**
  在胸部，剑胸结合中点处，前正中线上。
- **CV17 膻中（Dànzhōng）（心包经募穴，气会）**
  在胸部，横平第4肋间隙，前正中线上。
- **CV18 玉堂（Yùtáng）**
  在胸部，横平第3肋间隙，前正中线上。
- **CV19 紫宫（Zǐgōng）**
  在胸部，横平第2肋间隙，前正中线上。
- **CV20 华盖（Huágài）**
  在胸部，横平第1肋间隙，前正中线上。
- **CV21 璇玑（Xuánjī）**
  在胸部，胸骨上窝下1寸，前正中线上。
- **CV22 天突（Tiāntū）**
  在颈前区，胸骨上窝中央，前正中线上。
- **CV23 廉泉（Liánquán）**
  在喉结上方，舌骨上缘凹陷中，前正中线上。
- **CV24 承浆（Chéngjiāng）**
  在面部，颏唇沟的正中凹陷处。

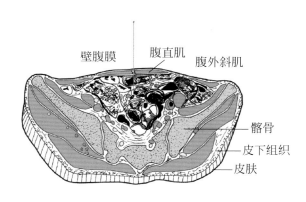

图66 关元断面解剖图

头颈部奇穴

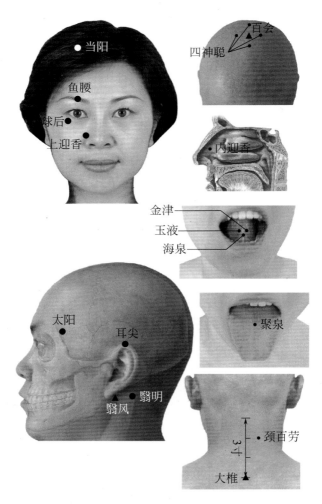

图67 头颈部经外奇穴

- **EX–HN1 四神聪 (Sìshéncōng)**

  在头部，百会（GV20）前、后、左、右各旁开1寸，共4穴。

- **EX–HN2 当阳 (Dāngyáng)**

  在头部，瞳孔直上，前发际上1寸。

- **EX–HN4 鱼腰 (Yúyāo)**

  在额部，瞳孔直上，眉毛中。

- **EX–HN5 太阳 (Tàiyáng)**

  在头部，眉梢与目外眦之间，向后约一横指的凹陷中。

- **EX–HN6 耳尖 (Ěrjiān)**

  在耳区，在外耳轮的最高点。

- **EX–HN7 球后 (Qiúhòu)**

  在面部，眶下缘外1/4与内3/4交界处。

- **EX–HN8 上迎香 (Shàngyíngxiāng)**

  在面部，鼻翼软骨与鼻甲的交界处，近鼻翼沟上端处。

- **EX–HN9 内迎香 (Nèiyíngxiāng)**

  在鼻孔内，当鼻翼软骨与鼻甲交界的黏膜处。

- **EX–HN10 聚泉 (Jùquán)**

  在口腔内，舌背正中缝的中点处。

- **EX–HN11 海泉 (Hǎiquán)**

  在口腔内，舌下系带中点处。

- **EX–HN12 金津 (Jīnjīn)**

  在口腔内，舌下系带左侧的静脉上。

- **EX–HN13 玉液 (Yùyè)**

  在口腔内，舌下系带右侧的静脉上。

- **EX–HN14 翳明 (Yìmíng)**

  在颈部，翳风（TE17）后1寸。

- **EX–HN15 颈百劳 (Jǐngbǎiláo)**

  在颈部，第7颈椎棘突直上2寸，后正中线旁开1寸。

项背腰部奇穴

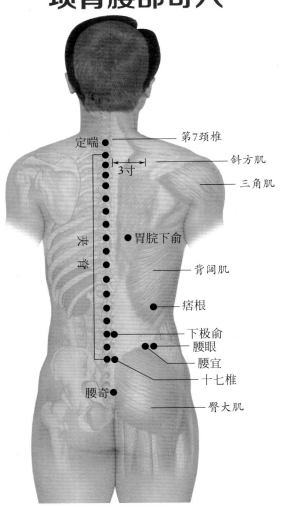

定喘

夹脊

胃脘下俞

痞根

下极俞

腰眼

腰宜

十七椎

腰奇

第7颈椎

斜方肌

3寸

三角肌

背阔肌

臀大肌

图68 项背腰部经外奇穴

- **EX-B1 定喘（Dìngchuǎn）**

  在脊柱区，横平第7颈椎棘突下，后正中线旁开0.5寸。

- **EX-B2 夹脊（Jiájǐ）**

  在脊柱区，第1胸椎至第5腰椎棘突下两侧，后正中线旁开0.5寸，每侧各17穴。

- **EX-B3 胃脘下俞（Wèiwǎnxiàshū）**

  在脊柱区，横平第8胸椎棘突下，后正中线旁开1.5寸。

- **EX-B4 痞根（Pǐgēn）**

  在腰区，横平第1腰椎棘突下，后正中线旁开3.5寸。

- **EX-B5 下极俞（Xiàjíshū）**

  在腰区，第3腰椎棘突下。

- **EX-B6 腰宜（Yāoyí）**

  在腰区，横平第4腰椎棘突下，后正中线旁开3寸。

- **EX-B7 腰眼（Yāoyǎn）**

  在腰区，横平第4腰椎棘突下，后正中线旁开约3.5寸凹陷中。

- **EX-B8 十七椎（Shíqīzhuī）**

  在腰区，当后正中线上，第5腰椎棘突下凹陷中。

- **EX-B9 腰奇（Yāoqí）**

  在骶区，尾骨端直上2寸，骶角之间凹陷中。

上肢部奇穴

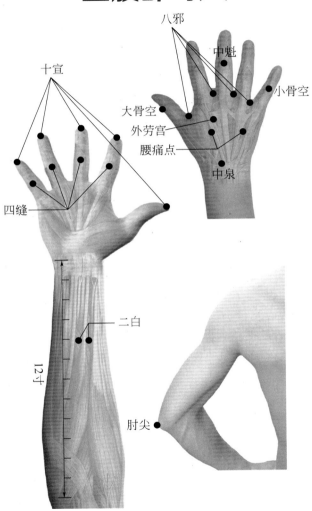

八邪

中魁

小骨空

十宣

大骨空

外劳宫

腰痛点

中泉

四缝

二白

12寸

肘尖

图69 上肢部经外奇穴

- **EX-UE1 肘尖 (Zhǒujiān)**

    在肘后区，尺骨鹰嘴的尖端。

- **EX-UE2 二白 (Èrbái)**

    在前臂前区，腕掌侧远端横纹上4寸，桡侧腕屈肌腱的两侧，每侧各2穴。

- **EX-UE3 中泉 (Zhōngquán)**

    在前臂后区，腕背侧远端横纹上，指总伸肌腱桡侧的凹陷中。

- **EX-UE4 中魁 (Zhōngkuí)**

    在手指，中指背面，近侧指间关节的中点处。

- **EX-UE5 大骨空 (Dàgǔkōng)**

    在手指，拇指背面，指间关节的中点处。

- **EX-UE6 小骨空 (Xiǎogǔkōng)**

    在手指，小指背面，近侧指间关节的中点处。

- **EX-UE7 腰痛点 (Yāotòngdiǎn)**

    在手背，当第2、第3掌骨间及第4、第5掌骨间，腕背侧远端横纹与掌指关节中点处，每侧各2穴。

- **EX-UE8 外劳宫 (Wàiláogōng)**

    在手背，第2、第3掌骨间，掌指关节后0.5寸（指寸）凹陷中。

- **EX-UE9 八邪 (Bāxié)**

    在手背，第1指至第5指间。指蹼缘后方赤白肉际处，左右共8穴。

- **EX-UE10 四缝 (Sìfèng)**

    在手指，第2指至第5指掌面的近侧指间关节横纹的中央，一手4穴。

- **EX-UE11 十宣 (Shíxuān)**

    在手指，十指尖端，距指甲游离缘0.1寸（指寸），左右共10穴。

下肢部奇穴

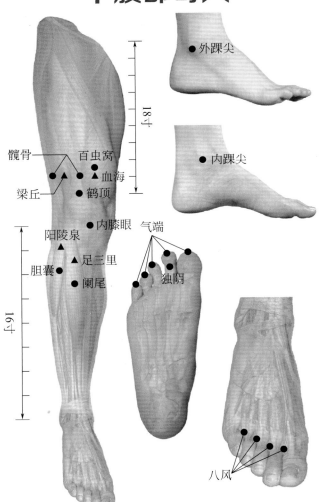

髋骨　　百虫窝
　　　　　　血海
梁丘　　鹤顶

外踝尖

内踝尖

内膝眼　气端
阳陵泉
胆囊　足三里
　　　阑尾　独阴

八风

图70　下肢部经外奇穴

- **EX–LE1 髋骨（Kuāngǔ）**

  在股前区，当梁丘（ST34）两旁各1.5寸，每侧各2穴。

- **EX–LE2 鹤顶（Hèdǐng）**

  在膝前区，髌底中点的上方凹陷处。

- **EX–LE3 百虫窝（Bǎichóngwō）**

  在股前区，髌底内侧端上3寸。

- **EX–LE4 内膝眼（NèiXīyǎn）**

  在膝部，髌韧带内侧凹陷处的中央。

- **EX–LE6 胆囊（Dǎnnáng）**

  在小腿外侧，腓骨小头前下方凹陷处（阳陵泉）直下2寸。

- **EX–LE7 阑尾（Lánwěi）**

  在小腿外侧，髌韧带外侧凹陷下5寸，胫骨前嵴外一横指（中指）。

- **EX–LE8 内踝尖（Nèihuái jiān）**

  在踝区，内踝的最凸起处。

- **EX–LE9 外踝尖（Wàihuái jiān）**

  在踝区，外踝的最凸起处。

- **EX–LE10 八风（Bāfēng）**

  在足背，第1趾至第5趾间，趾蹼缘后方赤白肉际处，左右共8穴。

- **EX–LE11 独阴（Dúyīn）**

  在足底，第2趾的跖侧远端趾间关节的中点。

- **EX–LE12 气端（Qìduān）**

  在足趾，十趾端的中央，距趾甲游离缘0.1寸（指寸），左右共10穴。

胸腹部奇穴

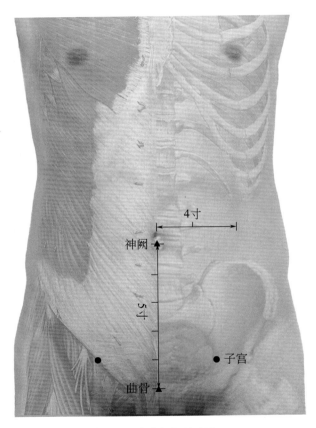

图71　胸腹部经外奇穴

● EX-CA1 子宫（Zǐgōng）

在下腹部，脐中下4寸，前正中线旁开3寸。

腧穴定位

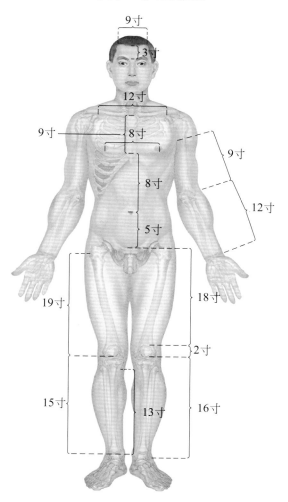

图72　骨度分寸（正面）

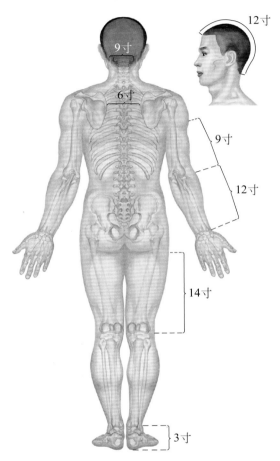

图73 骨度分寸（背面）

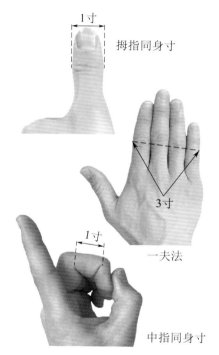

1寸

拇指同身寸

3寸

一夫法

1寸

中指同身寸

图74　手指同身寸

图书在版编目（CIP）数据

针灸穴位全真图解/郭长青，刘乃刚，曹榕娟编
绘. —2版. —北京：化学工业出版社，2014.1（2025.5重印）
ISBN 978-7-122-18805-2

Ⅰ.①针… Ⅱ.①郭…②刘…③曹… Ⅲ.①针灸
疗法–穴位–图解 Ⅳ.①R224.4

中国版本图书馆CIP数据核字（2013）第255872号

责任编辑：高　霞　杨骏翼　　装帧设计：关　飞
责任校对：陈　静

出版发行：化学工业出版社
　　　　　（北京市东城区青年湖南街13号　邮政编码100011）
印　　装：北京瑞禾彩色印刷有限公司
889mm×1194mm　1/48　印张2¹/₂　插页1　字数80千字
2025年5月北京第2版第16次印刷

购书咨询：010-64518888
售后服务：010-64518899
网　　址：http://www.cip.com.cn
凡购买本书，如有缺损质量问题，本社销售中心负责调换。

定　　价：10.00元　　　　　　版权所有　违者必究